金陵智库丛书

中国城市医疗服务
递送体系的制度演变

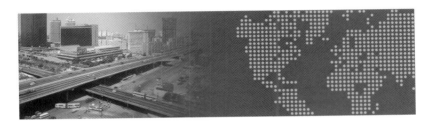

苏　健◎著

中国社会科学出版社

图书在版编目（CIP）数据

中国城市医疗服务递送体系的制度演变／苏健著．—北京：
中国社会科学出版社，2019.12
（金陵智库丛书）
ISBN 978 - 7 - 5203 - 3813 - 4

Ⅰ.①中… Ⅱ.①苏… Ⅲ.①城市—医疗卫生服务—体系—
研究—中国 Ⅳ.①R199.2

中国版本图书馆 CIP 数据核字（2018）第 292225 号

出 版 人	赵剑英
责任编辑	王　茵
特约编辑	孙　萍
责任校对	郝阳洋
责任印制	王　超

出　　版	中国社会科学出版社
社　　址	北京鼓楼西大街甲 158 号
邮　　编	100720
网　　址	http://www.csspw.cn
发 行 部	010 - 84083685
门 市 部	010 - 84029450
经　　销	新华书店及其他书店

印　　刷	北京君升印刷有限公司
装　　订	廊坊市广阳区广增装订厂
版　　次	2019 年 12 月第 1 版
印　　次	2019 年 12 月第 1 次印刷

开　　本	710 × 1000　1/16
印　　张	14.75
插　　页	2
字　　数	235 千字
定　　价	69.00 元

金陵智库丛书编委会

主　编　　叶南客

副主编　　石　奎　　张石平　　张佳利

编　委　　邓　攀　　朱未易　　黄　南
　　　　　谭志云　　周蜀秦

总　序

　　加强智库建设、提升智库的决策服务能力，在当今世界已经成为国家治理体系的重要组成部分。党的十八届三中全会通过的《中共中央关于全面深化改革若干重大问题的决定》明确强调，要"加强中国特色新型智库建设，建立健全决策咨询制度"。2015 年，中共中央办公厅、国务院办公厅据此印发了《关于加强中国特色新型智库建设的意见》。2016 年，习近平总书记在哲学社会科学工作座谈会上的重要讲话，鲜明地提出了"加快构建中国特色哲学社会科学"这一战略任务，为当前和今后一个时期我国哲学社会科学的发展指明了方向。2017 年，在党和国家事业发生历史性变革之际，习近平总书记在党的十九大报告中深刻阐述了新时代坚持和发展中国特色社会主义的一系列重大理论和实践问题，提出了未来一个时期党和国家事业发展的大政方针和行动纲领，进一步统一了全党思想，吹响了决胜全面建成小康社会、夺取新时代中国特色社会主义伟大胜利、实现中华民族伟大复兴中国梦的号角！在这一关键阶段，充分发挥新型智库的功能，服务科学决策，破解发展难题，提升城市与区域治理体系与治理能力的现代化，对促进地方经济社会的转型发展、创新发展与可持续发展，加快全面建成小康社会，实现中华民族伟大复兴的中国梦，具有重要的战略价值导向作用。

　　南京是中国东部地区重要中心城市、特大城市，在我国区域发展格局中具有重要的战略地位，其现代化国际性人文绿都的定位已经被广为知晓、深入人心，近年来在科教名城、软件名城、文化名城以及幸福都市的建设等方面，居于国内同类城市的前列。在全力推进全面深化改革的新阶段，南京又站在经济社会转型发展和加速现代化的新的制高点上，围绕江苏"两聚一高"和本市"两高两强"新目标要求，加快建设"强富美高"新南京。如何在"五位一体"的总布局下，落实全面深化改革的各项举措，聚力创新加快转型，亟须新型智库立足时代的前沿，提供战略的指点与富有成效的实践引导，对一些发展难题提出具体的政策建议和咨询意见。

值得称道的是，在国内社科系统和地方智库一直具有重要影响力的南京市社会科学院及其主导的江苏省级重点培育智库——创新型城市研究院，近年来围绕南京及国内同类城市在转型发展、创新驱动、产业升级、社会管理、文化治理等一系列重大问题、前沿问题，进行富有前瞻性的、系统的研究，不仅彰显了资政服务的主导功能，成为市委、市政府以及相关部门的重要智库，同时建立起了在省内和全国具备话语权的研究中心、学术平台，形成了多个系列的研究丛书、蓝皮书和高层论坛品牌，在探索新型智库、打造一流学术品牌、城市文化名片方面，取得了令人瞩目的成绩，走出了地方智库开拓创新、深化发展的新路径。自2014 年以来打造的《金陵智库》丛书，则是南京市社会科学院、创新型城市研究院的专家们近年资政服务与学术研究成果的集成，不仅对南京的城市转型以及经济、社会、文化和生态等多个方面进行了深入、系统的研究，提出了一系列富有建设性的对策建议，而且能立足南京、江苏和长三角，从国家与区域发展的战略层面破解了城市发展阶段性的一些共同性难题，实践与理论的指导价值兼具，值得在全国范围内进行推介。

《金陵智库》丛书围绕南京城市与区域发展的新挑战与新机遇，深入探讨创新驱动下的当代城市转型发展的路径与对策，相信对推动南京的全面深化改革，提升南京首位度，发挥南京在扬子江城市群发展中的带头作用，具有一定的战略引导与实践导向作用。一个城市的哲学社会科学发展水平和学术地位是衡量这座城市综合竞争力的代表性指标，是城市软实力的重要组成部分。要做好南京的社会科学工作，打造学术研究高地，必须始终坚持正确的政治方向和学术导向，必须始终坚持高远的发展目标，必须始终坚持面向社会、面向实践、面向城市开展研究，必须始终坚持特色发展打造优势学科，必须始终坚持高端人才培养优先的战略，必须始终坚持全社会联动增强社科队伍凝聚力和组织性。我们南京社科系统的专家学者，要以服务中心工作为使命，在资政服务、学术研究等方面，具有更强的使命感、更大的担当精神，敢于思考、勇于创新，善于破解发展中的难题，多出精品，多创品牌，为建设高质量、高水平的新型地方智库，为建设社科强市做出新的更大的贡献。

叶南客

（作者系江苏省社科联副主席、南京市社会科学院院长、

创新型城市研究院首席专家）

目　　录

第一章

本书的方法论基础

本书的研究对象是转型期的中国医疗制度改革，有两个维度需要考察，一个是转型国家，另一个是医疗①制度。第一个维度，人们通常会想到用转型理论来分析转型国家；针对第二个维度，人们会想到用现代主流卫生经济学来进行分析。我们先来分析，转型经济理论和现代主流卫生经济理论是否可以作为分析中国医疗制度改革的理论基础。

第一节　转型经济理论及其局限性

何为转型？一般把转型理解为从计划经济向市场经济的转变，强调这是一个发生根本性变化的过程：从基于国家控制的社会主义集中计划经济转向自由市场经济。也有对转型做出宽泛的理解：转型是大规模制度变迁的过程②；转型是后社会主义国家的制度与全球资本主义制度趋同的过程③。

---

① 本书的研究对象是医疗（health care）制度，不同于卫生（health）制度。前者仅仅包括各种医疗服务，俗称看病、治病；后者外延要宽，除了包括各种医疗服务，还包括很多并不治病，但同维护人们健康水平密切相关的服务，其中包括公共卫生、环境卫生、职场卫生等等。

② 罗兰（Roland）强调，要理解转型，人们必须理解大规模制度变迁的动态过程。见［比］热若尔·罗兰《转型与经济学》，张帆译，北京大学出版社 2002 年版，第 6 页。

③ Sack S.，J.，Wing Thye Woo and Xiaokai Yang，"The Transition is a Harmonization Process of the Institutions in Ex-socialist Countries with Global Capitalist Institutions，Rather than a Process to Create Institutional Innovations that are Substantially Different from the Capitalist Institutions（Sachs and Woo，1999）"，见 "Economic Reforms and Constitutional Transtion"，CID Working Paper No. 42，April，2000 http：//www. econ. ucdavis. edu/faculty/woo/sachs-woo-yang-constitutional. pdf，2008 年 12 月 5 日访问。

一　转型经济理论：华盛顿共识与渐进—制度学派

罗兰（Roland）在转型经济学的第一部综合性著作《转型与经济学》中，将转型经济理论区分为华盛顿共识和渐进—制度学派[①]。罗兰认为，就知识的来源而言，华盛顿共识来自：（1）标准的新古典价格理论；（2）标准的宏观经济学和宏观稳定性政策的经验；（3）比较经济体系的大量知识，这些知识强调经济系统的组成制度之间的互补性以及中欧和东欧局部改革的教训。渐进—制度学派的知识植根于：（1）现代微观经济学理论所提供的制度观点，其方法论体现了非合作博弈论的发展；（2）经济学的演进方法的理论；（3）哲学上的怀疑论，特别强调我们对经济与社会系统及其转变的相对无知，强调社会工程的不确定性。[②]

罗兰对华盛顿共识和渐进—制度学派两者的区别进行了梳理，下面仅列出在不确定性的态度、对局部改革的看法、改革的焦点、对于市场的观点、对政府的基本观点等方面，罗兰对两者的比较[③]。

对不确定性的态度：华盛顿共识强调改革将带来确定的效率的改进。由于初始状态以根本上的低效率为特征，由于经济理论预测转型将带来确定的效率的提高，那么这些改革将以效率必将改进的信念来实施。

渐进—制度学派强调转型结果的总体的不确定性，即使照搬较好的模式，也可能出错。对于大规模的制度变迁的理解是初步的，不能保证不会出现大量从未经验过的、不希望出现的结果。经济当事人之间还有大量的协调问题需要解决。在大量的多重均衡当中，我们事前不知道将如何选择，为什么这样选择。

对局部改革的看法：华盛顿共识一般来说拒绝任何局部改革，其基本思路是，任何局部改革都会为给定集团创造寻租的机会，进一步的改革会对这些人造成威胁，因此，局部改革创造了反对进一步改革的利益

---

① ［比］热若尔·罗兰：《转型与经济学》，张帆译，北京大学出版社2002年版，第306页。

② 同上书，第306页。

③ 同上书，第308—311页。

集团，而全面改革不会出现这种情况。改革的互补性具有绝对的重要性，是大爆炸方式的论据，这种方式同时全面地引进多种改革。

渐进—制度学派认为尽管一些局部改革确实可能导致改革过程的停滞甚至不必要的倒退，只要可以用改革的顺序来产生继续改革的动势，以其他局部改革作为起点却可能推动进一步的改革，这特别适用于改革的互补性很强的情况。直接引进世界上"实行得最好"的制度不是必不可少的，有时也是不可能的。

改革的焦点：华盛顿共识对改革的观点是以"自由化、稳定化、私有化"三位一体为基础的。对制度的强调重点更多地放在适当立法以保护私有财产、股东和债权人的权利，以及铲除腐败等。对于旧的制度，华盛顿共识认为，必须通过尽快、尽可能彻底地打碎现存的共产主义国家机构，创造白板状态，即强调不妥协的方式和彻底打碎旧机构，直接以最理想的制度取代。

渐进—制度学派对制度的看法更加全面。这不仅包括法律和金融体系的变化，也包括执法条件、政府组织和结构的改革，以及自我实行的社会规范的发展。后者培育企业家、商业信用、尊重法律和信守义务等精神的发展。认为，市场发展最低限度的制度基础从一开始就必须具备，因为它们规定了游戏规则从而限制了不希望出现的个人行为，降低了不确定性。适当的制度必须通过反复尝试不断摸索来发展，必须随着时间的演进向更完美的制度进化发展。

对于市场的观点：华盛顿共识强调，只要价格具有弹性，政府不干预市场，市场就会自发地发展起来，市场（供给和需求）是分析的焦点。

渐进—制度学派对标准的市场分析的依赖较少，强调市场的制度基础及其可能对市场成长速度和企业家活动产生的影响。

对政府的基本观点：华盛顿共识对政府在转型中的作用的基本观点是，必须尽可能地削弱政府的全力，使经济"非政治化"，防止政府对市场的干预。就改革政府组织结构的重要性而言，华盛顿共识没有把这一问题看得十分重要，主要强调需要缩小政府的规模。

渐进—制度观点强调政府在执法和保护产权上的重要性，特别强调适当的政府基础结构（警察、法庭）对保证市场所遵循的游戏规则是必须的。另外，渐进—制度观点强调政府官僚激励机制的改变。政府、政府机构和政府官僚集团可以掠夺市场和私有部门，由于它们可能被利益集团所俘虏，因此在实行政府组织结构改革时，应尽可能使政府官僚的利益与市场的发展相一致。这里隐含的思路是，市场和私有部门不可能在政府有敌意的环境中发展。

　　理解以上观点差别的出现是不难的。新古典经济学采用演绎的分析方法。它首先假定这样一种理想的、一般的状态：所有的原生资源和商品的产权已经被外生地界定了。原生资源转化为最终商品的技术可能性由工程数据外生给定、文化因素可能隐含在个体的偏好（报酬）函数中，但偏好同样也被认为是一种数据。由这些假定推导出著名的福利经济学基本定理：如果我们能够对所有的商品和原生自愿的使用权进行自助交易，由此创造出这些商品和资源的竞争性市场，则帕累托有效结构就会出现。这种瓦尔拉均衡的状态构成了资源配置的一般准则。如果某种商品的市场不能形成或由于技术原因形成市场的成本太高，不同的制度就会作为替代物而出现。国家通过税收和干预经济的做法类似于创造"准市场"，准市场与现存的市场结合起来，发挥着类似于整个瓦尔拉市场的功能。

二　转型经济理论在分析转型国家制度变迁方面的局限性

　　从俄罗斯和东欧的转型经验来看，华盛顿共识的转型观存在一些重大缺陷。基于供给和需求的标准的教科书经济学顶多预测到了对自由化带来的低的供给效应，但绝不会预测到负的供给反应。价格自由化，大多数情况下并没有产生正面的供给反应，反而意想不到地招致产量大幅度下降，中欧和东欧价格自由化之后发生的严重的产量下降是出乎预料的。在有些转型国家，有组织的犯罪比市场出现得更快。稳定化的政策导致不同国家的企业一再受挫，企业的软预算约束即使在企业补贴被削减的时候，仍然在不同的形式下存在，包括银行不良贷款、拖欠税金等。俄罗斯实行了自由化，然而稳定化却失败了，同时也经历了产量下降。大规模私有化则经常导致在职经理对资产的侵吞和掠夺。①

---

①　［比］热若尔·罗兰：《转型与经济学》，张帆译，北京大学出版社 2002 年版，第 6 页。

如果像新古典经济学所假定的，市场外的制度只是作为效率最大化的市场的替代物而出现，那么竞争性选择就会使每一类经济都趋同于理想的瓦尔拉模式，然而，现实中，为什么每种经济体都会出现不同的制度安排？为什么无效的制度还会存在？针对这些问题的回答，渐进—制度学派把对制度的分析放在了突出的地位。

渐进—制度学派关于总体不确定性的观点得到了很多验证：比如中国乡镇企业的发展取得的成功甚至是渐进—制度学派的支持者也没有想到的。转型的经验（俄罗斯、东欧和中国）表明，没有适当的制度为基础的自由化、稳定化和私有化政策可能难以成功。对市场经济来说，足够的社会规范还没有产生的情况下，政府淡出经济，可能带来有组织的犯罪、掠夺性的欺诈行为等。渐进—制度学派把制度问题推向前沿，指出制度的相互关系，以及指出作为向市场制度提供基础的政治结构（并非市场的替代物）的特征，为这些方面的研究做出了贡献。

然而以上渐进—制度学派的相对正确性并不足以使其称为分析转型国家的理论工具。至少在以下问题上，作为转型经济理论的渐进—制度学派的分析是不足的：没有给出一个可作为分析工具的明确的制度定义。各个国家制度的多样性如何去理解？市场和其他制度，包括法律规则、合同与组织、文化观念和规范，不一定是简单的替代关系，它们都反映了基本的经济博弈的均衡策略。对于这些不同的制度，它们之间的关系是什么？如何相互作用的？还有就是关于制度演进的研究，是否存在一个有效的分析工具，来分析制度演进的轨迹究竟呈现出哪些特征？既然是作为分析转型国家的理论工具，关于制度演进的分析就显得尤为重要。

本节的分析可见，作为转型经济理论的华盛顿共识的缺陷显而易见，渐进—制度学派突出强调了制度问题，越来越得到认同和证明，但渐进—制度学派并没有分析制度多样性的原因，也没有探讨各种制度之间如何关联，又是如何演进的。而这几点，恰恰是作为分析转型国家所必需的。

第二节　比较制度分析理论

根据上一节的分析我们可以看到，基于新古典经济学基础的转型经济理论的华盛顿共识在解释转型国家的实践上存在弊端。渐进—制度学派突出了制度的重要性，但没有形成一套完整的用于分析转型国家的制度变迁的理论体系，包括制度的概念、制度变迁的分析工具等。

这一节，我们将引入比较制度分析理论，用来弥补渐进—制度学派在分析转型国家的不足，回答渐进—制度学派没有回答的一些问题。我们首先来分析关于制度的最基本问题，即制度是什么。

一　什么是制度：各派观点

凡勃伦认为[①]，制度实质上就是个人或社会对有关某些关系或某些作用的一般的、确定的思想习惯，是一种流行的精神态度。诺斯（North）定义为：制度是社会的游戏规则，更确切地说，是人类设计出来以规范人与人之间互动的约束[②]。

对于制度有差异的定义并不意味着谁对谁错，这取决于分析的目的[③]。譬如，科斯（Coase）所研究的生产的制度结构其实是生产的组织方式[④]，诺斯则明确地将组织排斥在制度概念之外[⑤]，而格雷夫（Greif）的制度概念却又明确地将组织囊括其中[⑥]。对制度的不同定义，

---

① ［美］凡勃伦：《有闲阶级论：关于制度的经济研究》，蔡受百译，商务印书馆1964年版，第139页。

② North, *Institutions, Institutional Change and Economic Performance*, Cambridge University Press, 1990, p. 3.

③ ［日］青木昌彦：《比较制度分析》，周黎安译，上海远东出版社2001年版，第11页。

④ Coase, "The Institutional Structure of Production", *The American Economic Review*, Volume 82, Issue 4, Sept. 1992, pp. 713 –719.

⑤ ［美］诺斯：《制度变迁理论纲要》，于北京大学中国经济研究中心成立大会（1995年）上的演讲，明确提出要把制度与组织区分开来：制度是社会游戏的规则，组织就是玩游戏的角色。

⑥ Greif, "In a Game Theoretical Framework, Two Main Interrelated Institutional Components are Expectations and Organizations", in "Microtheory and Mecent Developmens in the Study of Economic Institutiona Through Economic History", Published in *Advances in Economic Theory*, edited by David M. Kreps and Kenneth F. Wallis. Cambridge University Press, 1995, Vol. II. pp. 79 – 113.

对应着研究者所关注的制度的不同内容，甚至不同的方法论，包括个体主义 vs 群体主义；演进主义 vs 理性主义。

事实上，当我们把研究定位于不同层面，试图强调制度不同层面或方向的特征之时，我们就可能关注于不同的制度之含义。我们也可根据不同的分析维度对制度做出不同的分类。比如，从结构上而言可分为"概念性制度"（conceptual institution）和"组织性制度"（organizational institution）①，前者是指人类组织，如国家、央行、企业、财团等；后者是指被所有行为主体认同的精神观念，如货币、信任、共享信念或者分配规范等。或者，也可细化不同层次的制度类型以便对制度进行分层次研究，如威廉姆森（Williamson）就建议将制度划分为非正式制度（如宗教、习俗和社会标准），正式制度（宪法、法律等），交易治理模式（即组织作为节约交易费用的制度安排），以及日常行为规则（生产、雇佣、市场均衡等日常经济活动的制度安排）。②

博弈论视角下，青木昌彦（Aoki）认为，通过将经济过程比喻成博弈，可将经济学家的制度含义区分为三种，即不同的经济学家分别将制度看作是博弈的参与人、博弈规则和博弈过程中参与人的均衡策略。③尼尔森（Nelson）将制度明确等同于博弈的特定参与人，诸如"行业协会、技术协会、大学、法院、政府机构、立法机构等"④。诺斯认为制度应被理解为博弈规则，如本节开头所述。肖特（Schotter）是制度的博弈均衡观最早的倡导者之一。肖特把社会制度定义为"社会制度是社会行为中具有规律性的表现，由社会所有成员同意。它规定了在具体经

---

① 这两种制度可以互相支持，组织制度可以强化概念制度，反过来概念制度也可以强化组织制度。比如，货币可以由央行支持，产权可由法院支持；反过来，企业可由层级观念支持，家庭则由婚姻和社会契约观念支持。参见 Greif, A., "Cultural Beliefs in the Organization of Society: A history and Theoretial Reflection on Collectivist and individualistic Societies", *Journal of Political Economy*, 1994, 102 (5)。

② Williamson, Oliver, "The New Institutional Economics: Taking Stock, Looking Ahead", *Journal of Economic Literature*, 38 (September 2000), pp. 595 – 613.

③ ［日］青木昌彦：《比较制度分析》，周黎安译，上海远东出版社 2001 年版，第 5 页。

④ Nelson, "The Co-evolution of Technology, Industrial Structure, and Supporting Institutiona", *Industrial and Corporate Change 3*, 1994, p. 57.

常性情况下的行为，自我管制或由外部机构监管"①。在尚特的分析框架中，制度被认为是行为规则，这些规则被假定是内生于经济过程，作为博弈结果产生的，而不是由政治或立法过程外生制定的。②

上述对制度的第三种定义，即基于博弈论的均衡制度观又可以分为三类。

其一是赫维茨（Hurwicz）等主张的机制设计观点③，赫维茨虽然将制度视为博弈规则，但他关注的是实施者的激励问题。其基本思路是将设定的目标当作一种博弈均衡结果，然后试图寻找到能够实现这一均衡结果的一系列（规则约束）条件④。

其二是重复（古典）博弈观点，格雷夫等利用重复博弈模型，研究中世纪背景下关于交易——商人和交易中心的统治者之间的策略组合均衡。⑤ 基于重复博弈模型和其他结果，格雷夫从博弈均衡角度给制度下了一个定义：制度，关于行为的非技术确定的约束条件……在博弈论框架中，两个主要的相互关联的组成部分是预期和组织……组织是非技术确定的约束条件（除了期望），通过引入一个新的参与者（组织本身），改变参与者可获得的信息，或改变某些行为的报酬函数，以影响到参与者的行为。⑥

其三是演化博弈观点，扬（Young）运用"随机稳定均衡"强调制度是一个社会习俗、传统和行为规范⑦。新古典经济学假定人们是高度

① Andrew Schotter, *The Economic Theory of Social Institutions*, New York: Cambridge University Press, 1981, p. 11.

② 同上。

③ Hurwicz, "Economic Design, Adjustment Process, Mechanism, and Institutions", *Economic Design 1* (1994), 1 – 14.

④ Hurwicz, Prize Lecture, December 8, 2007, "But Who Will Guard the Guardians?", http://nobelprize. org/nobel_prizes/economics/laureates/2007/hurwicz_lecture. pdf 12 月 9 日访问。

⑤ Greif, Milgrom and Weingast, "Coordination, Commitment, and Enforcement: The Case of the Merchant Guide", *The Journal of Political Economy*; Aug 1994; 102, 4; ABI/INFORM Global. pg. 745.

⑥ Greif, "Microtheory and Recent Developmens in the Study of Economic Institutiona Through Economic History", Published in *Advances in Economic Theory*, Edited by David M. Kreps and Kenneth F. Wallis, Cambridge University Press, 1997, Vol. II. pp. 79 – 113.

⑦ Young 对制度如下描述：I use "institution" in its everyday sense: "an established law, custom, usage, practice, organization", I take the view that institutions emage over time from the cumulative experience of many individuals. Once their interactions coalesce into a settled pattern of expectations and behaviors, and "institution" has come into being. 请见 H. Peyton Young (1998), *Individual Strategy and Social Structure—An Evolutionary Theory of Institutions*, Preface. Princeton universitz press。

理性的，可以对最复杂的经济问题进行推理。然而扬认为人们对他们的环境了解有限，有时是短视的，偶尔会以不正当的方式行事。在动态和随机稳定性均衡中，扬展示了个体的经验累积如何随着时间的推移融入习惯、规范和制度中以主导经济和社会生活。①

二　比较制度分析理论的制度观

上述博弈均衡观，比如古典博弈观点，在运用子博弈精炼均衡时，无法解释某种制度出现在此地而非别的地方的原因。比较制度分析理论的制度观，支持博弈均衡制度观的思想，但包容了古典和进化博弈论两种观点②，关注哪种制度在什么条件下才能变得可行，以及制度关联的方式，在处理博弈均衡的多重解时，将其理解为制度安排的复杂性和多重性，强调均衡和历史分析在制度分析中是互补的和不可分割的③。

青木昌彦认为制度是关于博弈重复进行的主要方式的共有信念的自我维系系统，实质是对博弈均衡的概要表征。把博弈重复进行的方式等同于博弈规则，是由参与人的策略互动内生的，存在于参与人的意识中，并且是可自我实施的。制度作为一种均衡现象，对人们的策略选择构成影响。参与人基于共有信念而做出的策略决策共同决定了均衡的再生，均衡的再生反过来又强化了它的概要表征。④

青木昌彦基于共有信念和均衡的概要表征的观点对制度明确定义为：制度是关于博弈如何进行的共有信念的一个自我维系系统。制度的本质是对均衡博弈路径显著和固定特征的一种浓缩性表征，该表征被相关域几乎所有参与人感知，认为是与他们策略决策相关的。这样，制度就以一种自我实施的方式制约着参与人的策略互动，并反过来又被他们在连续变化的环境中的实际决策不断再生产出来。⑤ 上述定义涉及制度的五个特征：内生性（隐含在"自我维持""自我实施"和"不断再生

---

① 参见 H. Peyton Young, *Individual Strategy and Social Structure—An Evolutionary Theory of Institutions*, Princeton University Press, 1998。

② ［日］青木昌彦：《比较制度分析》，周黎安译，上海远东出版社 2001 年版，第 12 页。

③ 同上书，第 18 页。

④ 同上书，第 11—13 页。

⑤ 同上书，第 28 页。

产"三个词组中），信息浓缩（隐含在"浓缩性表征"一词中），对于环境连续性变化和微小动荡的刚性（"均衡路径显著和固定特征""被所有参与者所感知"和"在连续变化的环境下……不断再生产出来"），与相关域几乎所有参与人相关的普遍性（"共享的""制约着参与人策略互动的方式""被所有的参与人所感知"）和多重性。

　　各种制度的定义中，是否存在某种共同的、最根本的性质？在比较制度分析理论框架下，强调制度实际上是一个共享信念体系，或者基于共享信念的规则和组织。没有共享信念，就没有制度。无论是凡勃伦所定义的流行的精神态度，或者共享信念，其实都意味着：制度是一种心智现象，或者说是一种精神现象。有的人会做出这样的批驳：规则（比如一条法律）、组织（比如一家企业）都是以器物形式客观存在的，无论人们在精神观念上是否认同。但问题的关键也正在于此，规则、组织等器物层面的东西，只不过是作为精神现象制度的实在表现，它们本身并不一定是制度。以规则而言，只有当规则的认知内容和协调内容成为人们的共同信念后，规则才能称得上制度；若规则的认知内容和协调内容并没有成为共同信念，那么这条规则就不会被人们有效遵循，它也就不是能真正型构个人行为的制度。对此，青木昌彦认为："一种具体的（规则）表现形式只有当参与人相信它时才能成为制度……举例来说，政府根据某项法令进口某些物品，但如果人们相信贿赂海关官员可以绕开此项法令，而且这是普遍现象，那么与其把这项法令视为制度，还不如把贿赂现象视为制度更合适……如果参与人对它们的信念动摇了，它们就不再作为制度存在了。"① 诺斯也逐渐将制度视为精神现象，对个人的制度信念给予了高度重视，他认为信念是理解经济变迁过程之基础的关键，"没有理解一个社会的互动结构，该结构独立于心智模式或信念系统，后者有助于重塑结构"。②

　　可以这样说，制度就是维持共享信念的系统，它当然是行为规则，但强调共享信念则体现了人们对规则的认知——我认同那是行为的规则，是因为我相信其他人也会认同那是行为规则；我遵守一项规则，是

---

① ［日］青木昌彦：《比较制度分析》，周黎安译，上海远东出版社 2001 年版，第 14 页。
② North, *Understanding the Process of Economic Change*, Princeton University Press, 2005.

因为我相信其他人会遵守这项规则，而给定其他人遵守规则我也最好要遵守这项规则。一旦共享信念得不到维持，那么制度就会坍塌。以货币制度为例，政府发行一种新的货币（货币的新规则）之所以能成为新的制度，那是因为得到了人们观念上的认同——每个人之所以接受新的货币是因为他相信其他人会接受新的货币。如果这个信念得不到维持，人们不相信其他人会接受新的货币，那么新货币制度就会失败；或者，即使政府发行新货币而禁止旧货币流通，但若每个人认为他人还会接受旧货币，那么旧货币制度将仍然存在。对于组织——建制制度——它成为制度的必要条件仍是组织的规范成为其成员的共同信念，否则建制的制度会因此而分崩离析。譬如，一个企业的各种合约安排不能为其成员接受，成员就会离开企业；一个国家的各种合约安排不能为其公民接受，公民就会试图改造国家（选举、改革或革命）或抛弃国家（偷渡或移民到他国）；改革和革命，组织形式的变迁，政权的更迭，通常都是观念变革的结果。

　　作为方法论意义上的，关于制度的定义，究竟在我们研究转型经济时，起到什么样的作用？青木昌彦总结了从共有信念均衡的概要表征角度分析制度的好处[①]。

　　（1）对制度起源和实施进行内生性分析：基于均衡分析，能够理解制度的双重性质——内生性和客观性。

　　（2）突出"历史是重要的"：博弈均衡的多重性表明，即使两国随后面临同一技术和市场环境，他们的整体性制度安排仍可能会相差甚远，其结果取决于各自制度发展的历史轨迹——即路径依赖现象。

　　（3）均衡制度观提供了一个分析经济中各制度相互依存的可驾驭的理论框架：制度间的相互关联和相互依赖。只有相互一致和相互支持的制度安排才是富有生命力和可维系的。否则，精心设计的制度很可能高度不稳定。

　　（4）均衡的概要表征制度观提出了考察制度变迁的一个新方法：

---

　　①　［日］青木昌彦：《比较制度分析》，周黎安译，上海远东出版社2001年版，第16—22页。

不同符号系统竞争而诱致的制度变迁。

（5）有助于考察成文法和公共政策的作用：在政治域的博弈中，政府是一个内生的参与人，任何政策制定的结果都应理解为政府、政治家、私人等参与人策略互动决定的。

三　比较制度分析理论的博弈论框架

比较制度分析理论在一个统一的博弈论框架下定义制度的概念、讨论制度的整体性安排①的特征及其变迁，包括制度的共时结构、主观博弈模型及制度的历时关联。

（一）比较制度分析关于制度的博弈论诠释

青木昌彦在对制度的分析中，确立了博弈分析的基本单元，即域的概念，认为它是由参与人集合和每个参与人在随后各个时期所面临的技术上可行的行动集组成，参与人可以是自然人，也可以是组织②。青木昌彦把博弈的域概括为六种类型：共用资源、交易（经济交换）、组织、社会交换、政体和一般性组织领域③。一定域和相关的后果函数④就可以确定一定的博弈形式，它表示影响博弈的外生性规则。这样，通过内生性的博弈主体的主观函数与外生规则的结合就可以很好地确定博弈人的报酬函数和博弈过程。

为了使共有信念与均衡的概要表征的制度的博弈论观点形式化，青木昌彦用科斯盒子（Cose Box）⑤（2＊2 的表格形式）描述了参与人在重复性博弈策略互动的一般性框架，并将其用于分析古典博弈论和进化博弈论中，他们在界定行动决策的均衡规则。

关于博弈论的一般框架，其博弈结构用科斯盒子表示，如表 1—1 所示：

---

① 经济中跨域的共时性制度集合称为整体性制度安排，见［日］青木昌彦《比较制度分析》，上海远东出版社 2001 年版，第 29 页。

② ［日］青木昌彦：《比较制度分析》，上海远东出版社 2001 年版，第 23 页。

③ 同上。

④ 根据一个函数关系（或规则），对于每一个行动组和历史给定的初始状态，都有一个状态空间下的结果相对应，该函数（规则）被称为后果函数。

⑤ "科斯盒子"是青木昌彦以科斯命名的博弈模型。

表 1—1	表述一般性博弈结构的科斯盒子	
	参数性数据 （博弈的外生规则）	内生性变量
内生于参与人 （微观）	（A）行动集合	（S）策略性行动决策
外生性约束 （宏观）	（CO）后果函数	（E）对其他人策略决策的预期

　　资料来源：［日］青木昌彦：《比较制度分析》，周黎安译，上海远东出版社 2001 年版，第 191 页。

　　如表 1—1 所示（CO）格是由后果函数代表的环境对参与人行动后果的影响，（A）格表示参与人的行动决策集合，（S）格代表参与人的策略选择，它受（E）格所代表的对他人决策的预期的制约。参与人每期根据前一期行动组合可观察的后果选择一项行动，参与人虽然能力有限，但总是试图从其行动决策中实现跨期报酬的最大化。为了预测参与人自己在现期和未来时期行动决策的后果，每个参与人必须形成对别人行动决策的预期。给定这种预期，参与人每期选择主观上最佳的策略行动，或者一次性为未来选择最佳的行动决策规则。

　　如果参与人每期对其他人行动决策的预期和其他参与人实际的决策是一致的，而且每个参与人该期所做决策是对本人预期的最佳反映，则将这种状态称为纳什均衡①。为了消除动态完全信息状态下，纳什均衡中不合理的均衡结果，将包含的不可置信的威胁策略剔除出去，引入子博弈精炼均衡。

　　产生子博弈精炼均衡的重复博弈结构可以由下面的科斯盒子表达：

---

　　①　［日］青木昌彦：《比较制度分析》，上海远东出版社 2001 年版，第 191 页。

表 1—2　　　　　　　　表述子博弈精炼均衡的科斯盒子

	参数性数据 （博弈的外生规则）	内生性变量
内生于参与人 （微观）	（A）关于未来可能行动的完备知识	（S）关于未来可能行动的全部策略计划
外生性约束 （宏观）	（CO）关于后果函数的完备知识	（E）对其他人非实际路径行动的预期

资料来源：[日] 青木昌彦：《比较制度分析》，周黎安译，上海远东出版社 2001 年版，第 193 页。

子博弈精炼均衡中，参与人被假定是完全理性，参与人通过归纳推理得出关于其他人行动决策的理性预期，以及自己的理性选择。与此相对照，进化博弈论观点引入参与人有限理性因素，侧重于以经验为基础的归纳推理。

表 1—3　　　　　　　　表述进化博弈的科斯盒子

	参数性数据 （博弈的外生规则）	内生性变量
内生于参与人 （微观）	（A）行动的固定集合	（S）惰性模仿和变异
外生性约束 （宏观）	（CO）从观察中获得的关于策略适合性的知识	（E）来自有限记忆的推断（静态预期）

资料来源：[日] 青木昌彦：《比较制度分析》，周黎安译，上海远东出版社 2001 年版，第 194 页。

青木昌彦认为古典博弈论和进化博弈论侧重于推断不同的但又不可分开的两个方面：一个是模仿性、归纳性和有限理性；另一个是精心计算、演绎推理和完全理性。从而认为，进化博弈论更适合于分析以惯例和习俗形式体现的制度的自我实施性，而古典博弈模型更适合分析诸如规范、合同和治理结构之类的制度的可自我实施性。[①]

　　在对古典博弈论和进化博弈论吸收借鉴的基础上，青木昌彦从均衡观点出发，给制度下了一个形式化的博弈论定义，这个诠释具备了四个特征：概要表征（信息浓缩）、耐久性、共享性（共享认知）和多重性。

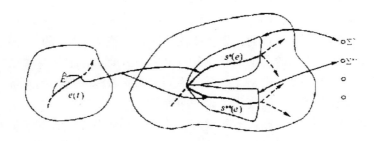

图 1—1　作为博弈均衡路径概要表征的制度

　　资料来源：［日］青木昌彦：《比较制度分析》，周黎安译，上海远东出版社 2001 年版，第 203 页。

　　图 1—1 从左到右表述了环境组合 $\hat{E}$，战略组合 S，$\hat{E}$ 以及制度组合 $\sum$。环境决定的均衡路径 $s^*(e)$ 与 $s^{**}(e)$ 在环境处在 $\hat{E}$ 的情况下分别为 $\sum^*$ 和 $\sum^{**}$ 概要地表征出来。给定环境参数的变动在 $\hat{E}$ 的范围之内，每个参与人把 $\sum^*$（或 $\sum^{**}\cdots$）所代表的共同的浓缩信息视为既定。参与人的信念部分受到该浓缩信息的协调。另外，参与人面对环境状态 e，为了做出均衡行动决策，还需要加工不包括在 $\sum^*$，但对参与人相关的剩余私人信息，即 $I_i^*(s*(e)) = \sum_i^*(s*e) - \sum^*$。均衡路径 $\{s^*(e)\}$ 将持续产生，并反过来证实浓缩信息 $\sum^*$，使制度不断再生产。所以，制度在 $\hat{E}$ 上是可维持的。虽然制度以社会建构的方式称为一种均衡现象，但它在域内对参与人来说是客观化的。[②]

_____

① ［日］青木昌彦：《比较制度分析》，周黎安译，上海远东出版社 2001 年版，第 199 页。
② 同上书，第 203 页。

从以上的定义可见，个体参与人不需要知道别人均衡策略的细节，所需知道的只是均衡的概要表征和少量的私人信息。概要表征 $\sum^*$ 协调着参与人的预期，帮助他们发现对应的均衡策略组合 $\{s^*(e)\}$，概要表征包含着比实际演化的均衡更粗略的信息，所以概要表征并不必然要求从均衡路径中获得，概要表征可能在博弈最终实现具体的均衡之间就存在，它先于均衡，指导人们去发现均衡。

（二）制度化关联的共时结构

关于制度的均衡观的一个重要优势在于，使得研究内生于多个域的制度甚至制度之间的多重关联在分析上成为可能。青木昌彦将这种促使新制度产生并反过来由制度维系的不同域的关联称为制度化关联。

青木昌彦区分了制度化关联的两种类型①。

第一种关联：人们在不同域协调其策略，结果产生的制度是人们单独在不同的域分别做决策所不能导致的。由于有了跨域协调的可能性，参与人的决策空间随之扩大，以前因缺乏这种关联而不可能产生的新制度则有可能出现。

第二种关联：人们因决策空间或认知程度有限，或其他原因，无法在不同域协调其策略决策，但其决策在参数上受到其他域流行的决策规则（制度）的影响。结果是，制度之间跨域的相互依存关系即制度互补性可能出现。

1. 社会嵌入和关联博弈

针对第一种关联，青木昌彦进一步着眼于博弈的社会经济含义，从中区分出两种类型：社会嵌入和关联博弈。

社会嵌入，即社会交换域嵌入到其他域，使得某些关联发生前不可能的策略组合成为可能。在共用资源博弈中，由于排除搭便车者的技术困难，合作性规范不可能自我产生，但如果同样的参与人同时参加一个能够产生足够规模的社会资本的社会交换博弈，合作性规范就可能出现。社会资本在这里的概念，指未来收益现值的总和，其中包括在社会交换博弈中与社区合作相处所产生的社会地位、社会认可和归宿感。②

① ［日］青木昌彦：《比较制度分析》，周黎安译，上海远东出版社2001年版，第211页。
② 同上书，第212页。

关联博弈包括以下一些类型的制度化关联方式①。

合同性关联：在同一批参与人中间以合同联结的博弈。不止一种博弈被某参与人通过合同设计加以联结，联结方式通过创造租金机会改变了合同方的激励结构。

整合性捆绑：由所有关联的域所共有的单个参与人将相同类型的域捆绑在一起。来自域内部的某参与人将同一类型的域捆绑起来，然后协调其策略，使单个域无法实施的结果成为可实施的。

中介性捆绑：由不属于任何初始域的第三方进行的域捆绑。不同于整合性捆绑当中的初始参与人将同类博弈进行整合性捆绑，中介性捆绑的情形使初始博弈之外的第三方作为中介进行的，第三方联结不同博弈的激励来自捆绑所带来的租金，租金来源可以是新的信息，也可以是初始参与人激励结构的改变。

以市场为中介的关联：由市场参与人进行的同一域的捆绑。

博弈之间的关联改变了博弈的信息和激励结构，使某些在关联之前不可信的策略变得可信。

2. 制度互补性

制度互补性强调的是参与人无法在不同的域协调其策略决策，但他们的决定在参数上受到另外的域现行决策的影响，更进一步说，即均衡决策组合以及相应的参与人的报酬，可能受到其他域流行的制度的影响，反之亦然。

在某个域流行的制度从其他域参与人的角度看，只要他们把这里的制度看作参数，超出了自己的控制范围，它们就构成了一种制度环境。某个域的参与人面对其他域的制度参数做出的决策实际上也会对其他域的参与人的决策和制度产生反馈作用，反之亦然。因此，制度间共时性相互依赖可能会作为每个博弈域的均衡结果而出现。尤其是，当其他域存在一种合适的制度时，本域只有一种制度富有生命力，将这种相互依赖称为制度互补性。互补性的存在意味着富有活力的制度安排——在结合不同域的制度的意义上——构成一种连贯的整体，任何单个制度在孤立情况下都不会轻易被改变或设计，同时还意味着，富有活力的制度安

---

① ［日］青木昌彦:《比较制度分析》，周黎安译，上海远东出版社 2001 年版，第 216 页。

排不一定必然是帕累托最优的，但它能够经受住那些试图克服单个域非效率的孤立实验的干扰。①

青木昌彦证明出：当不同域存在制度互补性时，帕累托低劣的整体制度安排有可能出现和延续。也有可能存在无法进行帕累托排序的多重制度安排。②

以上制度的共时性关联表明，跨域的均衡制度安排可能是次优的，这具体取决于嵌入的社会资本的分配和出面捆绑域的集成性参与人（内部的或第三方）的组织能力。整体性制度安排的共时性结构是纷繁复杂的，制度化的关联，也会为跨越联结域的现存制度增加耐久性和惰性。

青木昌彦对制度的共时性分析表明：只有相互一致和相互支持的制度安排才是富有生命力和可维系的，否则，精心设计的制度可能高度不稳定，原因在于，在理想计划和现存制度环境之间缺乏必要的"耦合"，后者反映了制度发展独特的历史轨迹。从制度关联和制度互补的角度对制度的相互依存性进行理论概括，分析参与人在一个域的均衡策略如何与同一域或不同域其他参与人的均衡决策成为互补品，或者以后者为条件，使得直观上非常有意味的概念置于严格的理论分析之中。通过这种方式，我们可以理解整体性制度安排之所以具有耐久性的条件。③

青木昌彦同时强调，把制度化关联和制度互补理解为均衡现象，并不意味着它们必然是有效率的，现存制度化关联下的租金可能成为既得利益者抵制那些因技术创新和知识进步从而威胁其租金机会的新的关联方式。④

（三）比较制度分析理论关于制度演化的理论

青木昌彦将制度变迁定义为：参与人行动决策规则的策略选择，连同相关的共有信念，同时发生一种基本的变化。⑤ 比较制度分析理论关于制度演化的分析，侧重于参与人的策略决策，认知和学习方面发生系统变化的机制，其中包括制度变迁机制的认知（主观）方面和制度演

---

① ［日］青木昌彦：《比较制度分析》，周黎安译，上海远东出版社 2001 年版，第 229 页。
② 同上书，第 232 页。
③ 同上书，第 19 页。
④ 同上书，第 211 页。
⑤ 同上书，第 235 页。

进机制的客观方面：即制度间的历时关联机制如何影响到演进的性质和过程。

1. 主观博弈模型

制度的博弈论观点为制度分析提供了一个精炼的描述，但在分析制度演进时却不能令人满意。比如演化博弈的制度分析，可很好地揭示参与人从既定策略集合中以分散化方式尝试新策略而自发产生的均衡变化；但它难以揭示引入某种新策略集合的（即包含着制度创新的）制度均衡变化。古典博弈和演化博弈都假设参与人决策集合是固定的，但参与人如何能够知道所有这些行动的可能性呢？在遇上前所未有的情况时，参与人难道不会探究新行动的可能吗？

青木昌彦的主观博弈模型一定程度上克服了这个问题。主观博弈之所以冠以"主观"之名，是因为它假设人们对于自己正在从事的博弈结构仅有有限的主观认知，这些认知来自过去的经验，只有在环境发生重大变化和认知出现内部危机时才会被修改。特别地，有限的主观认知使得参与人在特定时间只是主观地启动其策略集合中的一部分子集或子集的某些组合作为备选策略，这就在分析上为参与人将来采取"新"的策略（或者说为参与人的制度创新）留下了空间。如果假定吸引域的环境（即外部条件，如技术、外部制度等）在一定时期是稳定的，那么主观博弈模型可描述如下[①]：

（1）存在一个参与人集合 $N = \{1, \cdots, N\}$。

（2）参与人 $i \in N$ 的策略空间 A_i 为无限空间，但在任何时点上，只有一个有限维的策略子集处于启用状态。一个子集被选择之后将被 i 维持 S_i 个时期。

（3）存在一个参与人共享的信念体系 $\sum^*$，即制度。所有参与人的策略组合空间可记为直积 $\prod_{i \in N} S_i$，博弈的一条路径（即一个策略组合）$s \in \prod_{i \in N} S_i$。参与人除了掌握共享信念之外，还可以掌握某些私人信息 $I_i(s)$，它被定义为 $I_i(s) \equiv \sum_i^*(s) - \sum^*(s)$；

---

① ［日］青木昌彦：《比较制度分析》，周黎安译，上海远东出版社2001年版，第240—241页。

（4）给定被认知的制度（即共享信念体系）$\sum\nolimits^{*}$，参与人对博弈的后果有一个主观状态分布函数 $\phi_i(s_i, I_i(s) \mid \sum\nolimits^{*}, e)$，其中 e 代表环境。这个函数意思是说，给定制度 $\sum\nolimits^{*}$ 和环境 e，参与人在私有信息 $I_i(s)$ 下的每一项决策 s_i 都会在后果状态空间 Ω 上产生一个结果分布。这个函数，可以看作是参与人对决策结果的主观推断函数。

（5）参与人在给定制度、私人信息，以及对环境的主观推断的条件下，从其启用的策略（子）集合中选择 $s_i^{*} \in S_i$，最大化其预期效用 $u(\phi_k, (s_i, I_i, (s) \mid \sum\nolimits_i^{*} e))$。

如果参与人反复运用同样的规则推断环境、预测报酬和选择行动决策，同时对制度现象的认知也总是一样的，则人为参与人的主观博弈是再生的，即处于认知均衡。

上面的表述用科斯盒子概括为表 1—4。

表 1—4　　　　　　　　　　个体参与人的主观博弈模型

	参数性数据 （博弈的外生规则）	内生性变量
内生于参与人 （微观）	（A）启用的决策子集	（S）最佳反应决策规则
外生性约束 （宏观）	（CO）后果函数	（E）对其他人策略决策的预期
	（I）制度（共有信念）	

资料来源：［日］青木昌彦：《比较制度分析》，周黎安译，上海远东出版社 2001 年版，第 241 页。

原科斯盒子的方格 E 反映了参与人对别人决策的主观预期，现在部分地被所有参与人共同面临的制度代替，被单个参与人视为客观化的现实。这种认知信念被融入参与人对行动后果的推断过程，相应地，方格 I 虽然属于域内生的和被证实的部分，但扩展到了博弈的外生规则区域。

在主观博弈模型下，每个人在给定制度和外部环境的条件下，根据自身的私有信息选择了有望最大化自己效用的策略。而制度 $\sum\nolimits^{*}$（作为共享信念体系）本身也是主观博弈的参与人策略决策总和的产物，因此它可以随着人们对博弈的认知变化而不断再生和自我实施。

就主观博弈模型的本质来说，它实际上是发展了这样一种博弈分析理论：人们对于所进行的博弈的结构并不完全知晓，参与人可启用的策略集始终只是其无限策略空间中的一个有限集合，同时对于各种策略组合在各种环境下的盈利也只能根据经验做出主观推断，在一个特定的时间段内，博弈均衡（要求策略和信念均达到均衡）中的信念体系就成为共享信念，即制度。

2. 制度变迁机制的认知

在主观博弈模型中，如果可启用的策略集合发生了变化，或者环境发生了变化，认知可能出现危机。参与人就会较大幅度地修改或重设规则系统，尝试启动策略集的更大范围以搜寻新的决策规则。从而制度创新就可能产生。

落实到具体的制度演化层面，有哪些因素可能诱导环境发生较大的变化？青木昌彦总结为以下几种：（1）新知识、新技术使得采取新的行动成为可能；（2）经济交换或市场的扩张；（3）战争等外部冲击；（4）临近社群发生巨大的制度变迁；（5）后果函数的政策参数发生变化；（6）某些外生规则或内生规则的累积性后果的合法性受到质疑并超过了临界规模（比如一部分先富起来的政策造成贫富差距超过人们心理承受能力而导致公平分配政策调整）；（7）现存制度中（中性的或次优的）变异者数量及其能力达到了显著程度。[①]

上述内部和外部因素的结合导致参与人的主观博弈模型出现普遍的认知的严重失衡，引发参与人开始重新定位主观博弈模型。参与人开始重新审视过去决策启用集合的有效性，力图发现新的决策机会，或者是试图对不同域现存行动集合进行重新捆绑，扩大原有的决策启用集合。变异决策和新决策如果被证明是成功的，其他参与人就会去竞相模仿。一旦许多参与人开始同时修改其决策启用集，系统实施新决策，那么现存制度则不再是有效的概要表征，这种

---

① ［日］青木昌彦：《比较制度分析》，周黎安译，上海远东出版社 2001 年版，第 243 页。

情况则被视为制度危机。① 可见青木昌彦把制度演化的动力看作博弈参与人之间由于效用变化（策略选择）而产生的内生互动的影响机制。

在制度危机下寻求新出路的过程中，参与人可以利用各种预示未来博弈规则的信息。比如可以模仿在其他域已经成功的做法，从国外经济域的先进经验中吸取经验。几个主要的预测性和规范性信念系统有可能逐渐演化出来，相互竞争。这些信念系统的竞争是制度转型的主要特征。究竟哪一种信念系统最终称为预期收敛的聚焦点，进而称为一种新制度，主要取决于学习、模仿、适应和惰性如何在相关域之间相互作用，最终趋于稳定。

青木昌彦认为新的主观模型要达到认知均衡，必须满足以下三个条件②。

（1）指导主要参与人学习的预测性和规范性信念系统被认为与相关域的内在状态是相互一致的；

（2）在运用新的推理规则预测行动结果时不会出现几乎令所有参与人惊奇的结果；

（3）新决策启用集所做的决定产生了令人满意的报酬。

随着参与人反复修改的主观博弈模型同时实现均衡，相互一致，制度转型过程就趋于完成。

图1—2以科斯盒子的方式概括了认知变化与制度变迁的机制。以主观博弈模型考察制度转型，转型期通常划分为两个阶段：一是相对短而混乱的制度危机阶段，其中急速的环境变化引发了超过临界规模的参与人认知危机，各种变异性策略以一定规模进行着试验；另一个是各种决策在"演化选择压力"作用下接受演化考验的阶段——某些策略在演化过程中逐渐上升为主导地位，后一时期最终和制度稳定阶段汇合在一起③。

3. 制度的历时关联

青木昌彦通过主观博弈模型，从参与人对博弈规则的主观认知及其

① ［日］青木昌彦：《比较制度分析》，周黎安译，上海远东出版社2001年版，第244页。
② 同上书，第245页。
③ 同上书，第246页。

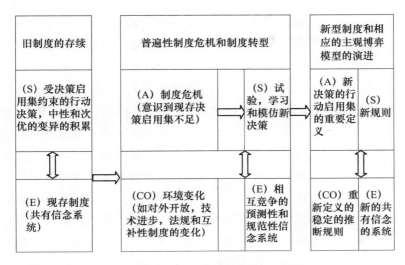

图1—2　制度变迁机制的认知方面

资料来源：［日］青木昌彦：《比较制度分析》，周黎安译，上海远东出版社2001年版，第246页。

相互作用角度探讨了制度演进机制，认为在制度转型时期，参与人为了应对外部冲击和内部危机，竞相进行各种决策试验，以寻求一种有活力的新策略，替代旧策略。青木昌彦进一步认为，有活力的新决策以及新制度并不是完全以随机的方式进行选择，而是受到不同参与人策略的动态互动的影响：在制度演进机制的客观方面，制度之间的历时性关联影响制度变迁过程。

青木昌彦界定了三种历时性制度演进机制，每一种机制分别是上述的制度共时关联机制的动态对应物。

第一种：重叠嵌入。这种历时性制度演进机制对应着制度共时关联的社会嵌入情形。

在社会嵌入机制下，社会交换域的社会资本制止了在共用资源域、交换域和组织域的非合作行为，以前在两个域分开的情况下不可能出现的制度安排成为可能。其中，域的参数特征，如政策和法律参数、制度专用性技能的积累水平等都随着时间而变化，变化的速度取决于域的类型。社会交换域的均衡决策规则的基本性质随着时间的推移而呈现相对稳固性①，而经济交换域的博弈形式则变化较快②。因此，除了内生性的制度以外，正式表述为博弈形式的经济交换域的参数特征也会发生转型、衰变甚至重新构造。

因此，社会交换域和经济交换域重叠嵌入的模式随着时间推移而不断变化。在有些情况下，一种与社会嵌入相似的结构可能会不断重现，每次只是形式略有不同，而在另一些情况下，社会嵌入对制度演进的影响是单一化的——要么是促进性的，要么是阻碍性的。

第二种：对博弈关联方式的重新组合或重新捆绑。考察的是除社会交换域之外的域相联结的情况下制度变迁的机制。分为以下两种类型。

（1）随着经济活动在空间上的开展，过去在地理上相互分隔的交易域得以融合，参与人开始跨域选择策略。以前各个域流行的旧制度在参与人策略互动的新条件下可能消失，也可能继续存在，或者新组织取而代之，居中协调着域的新型捆绑方式。③

在参与人新策略的支持下，联结后的域产生了一种新制度，参与人的新策略单独在以前的域中不可能被选择。给定制度的多重性，新制度的性质不是唯一地由联结域的技术结构决定，有可能是旧制度的存在或两者共同导致新制度从多种可能性中脱颖而出。

另外，还存在着一种可能。不同特征的域实现一体化之后。旧制度的初始演化在一定程度上被它们各自域的博弈形式特征（如规章政策）所制约。在联结两个域之后，联结域的博弈形式特征随之发生了巨大的变化。就制度的持续存在有可能是因为域联结后的博弈形式特征没有能从域联结之前就发生作用，影响旧制度的存续基础。

制度关联的历时路径即使在博弈结构已经改变之后也会在后续的制度中留下印记。这一点和重叠嵌入的情形都说明了制度变迁的路径依赖的性质。

（2）制度变迁在中介性组织的协助下作为域的新型捆绑方式出

---

① 青木昌彦认为这大致对应着文化模式。

② 参与人的技能、潜力和其他资产通过学习和人口变动逐步积累和折旧；与经济交换和参与人活动范围相关的信息结构会随着通信和交通技术的进步而重新界定和扩张；后果函数的参数，如生产技术、法律规则等也时常改变。

③ ［日］青木昌彦：《比较制度分析》，周黎安译，上海远东出版社 2001 年版，第 249 页。

现，相应地，旧的捆绑方式必须拆散。不同域的捆绑发生在捆绑主体能够获得租金的场合，租金的来源可能是其创造的新信息或外在性。在一种动态环境下，旧的捆绑方式因内部危机而消亡，或因为它的租金基础被新的捆绑方式所侵蚀，这些都将引致新捆绑方式的出现。[①]

青木昌彦进一步认为，新捆绑方式的制度化需要熊彼特（Schumpeter）式的企业家精神的强力推动，引发"旧组合的创造性毁灭过程"才能成功。[②]

第三种：历时性制度互补。历时性制度互补考察的是制度互补性对制度演进机制产生的影响。青木昌彦利用动能定理讨论了制度相关参数以互补方式发生变化的情形，得出以下两个命题。[③]

命题1，即使制度相关参数的初始值太低，不能使制度 $\sum^*$ 在单一域出现，但互补性制度 $\wedge^*$ 的存在和互补于该制度的相关参数值的改进，将放大互补于制度 $\sum^*$ 的相关参数值的影响，当累积性互补效果足够大的时候，最终将引致 $\sum^*$ 的制度化。

命题2，假定在某个时点以前，制度 $\sum^{**}$ 和制度 $\wedge^{**}$ 一直占主导，每个域都出现了与制度 $\sum^*$ 和制度 $\wedge^*$ 互补的政策变化或某种能力的域初始积累。这时，每个域不一定立即发生制度变迁。但是，当初始变化的累积性和互补性影响变得足够强大时，一种新的互补性制度（$\sum^*$，$\wedge^*$）有可能最终出现。

由以上两个命题可见，互补性制度的初始存在，或制度相关参数的联合变化会引发新制度在新域的出现，甚至引发跨域的整体性制度安排的变化。实际发生，取决于制度相关参数和对应的内生变量之间以及不同域的内生变量之间互补性的强度。新启用的决策集形成的决策或某种变异性决策，单独看来不合算，但如果另外的域已经有了一种互补性的

---

① ［日］青木昌彦：《比较制度分析》，周黎安译，上海远东出版社2001年版，第249、268页。

② 同上书，第268页。

③ 同上书，第272页。

制度，或是参数发生了变化，两种域的相互支持会使得新决策获得强大的推动力。通过这种互补性机制，发生在域内的博弈形式的参数变化，比如系统性政策改革，其效果会被放大和强化，有时可能导致一种全新的整体性制度安排。

但制度相关参数变动的方向并不必然是互补的关系，青木昌彦认为制度相关参数的相互冲突的可能性是间断式制度演进的主要特征，对未来制度演进的轨迹产生显著的影响。[①]

历时性制度互补关系，有助于我们考察在政府政策决定的外生性规则下，参与人跨域均衡策略的互补关系，这一点，对于分析转型国家尤为重要。制度互补性表明，政策变化通过互补性域参与人决策之间相互强化作用，可能导致意想不到的整体性制度变迁。青木昌彦用日本主银行制度的演变说明了这个问题。[②]。另外，政府的政策虽然会有助于某些域新制度的演化，但如果不具备与新制度互补的人力资产类型，新制度仍然不可能出现。[③]

第三节   当代主流卫生经济学
理论的贡献与不足

阿罗（Arrow）于 1963 年发表的《不确定性和医疗保健的福利经济学》（Uncertainty and the Welfare Econormics of Medical Care）标志着现代卫生经济学理论的创立。当代卫生经济学理论对医疗及相关领域，包括保险市场进行了富有成效的分析。

一   医疗服务的性质

医疗服务究竟是私人物品还是公共物品？提供给某人的医疗服务是不能同时被他人消费的，而且那些未付费者是享受不到医疗服务的。因

此，医疗服务是私人物品。[①] 即便如此，医疗作为商品，具有一些特殊的性质。这表现在以下四方面。

（1）和其他商品不一样，对医疗的需求是不规则的。除了很小比例的可以被定义为预防性的医疗外，医疗需求通常在意外受伤或者疾病发作之后才出现。

（2）医疗交易中的信息问题很突出，在不同程度上影响了病人。所有的消费者在收集产品信息时均经常会遇到困难，但这个问题对医疗消费者来说特别严重，主要由于医学知识的复杂性。普通的医疗消费者对相关医学知识所知甚少。因为信息不对称，病人只能依赖于医生诊断病情并指定治疗方法。

（3）医疗交易包含了广泛的不确定性。病人个人很难估计疾病的发作，因此也很难知道他们的医疗需求。医生在诊断和治疗的时候也会遇到不确定性。任何给定的医疗情况都可以用好几个备选的治疗方法去处理，而治疗结果却并不总是和结果有清楚的联系。

（4）为了转移疾病带来的经济损失，个人会去购买保险。随着保险公司支付大多数医疗费用，个人会和他们接受的医疗的全额成本相隔离。有保险的个人会比健康条件相同但没有保险的个人产生更多的医疗需求，医生也会根据病人的保险情况和第三方付费者承担医疗费用的情况来调整医疗方案。

二 医疗服务市场失灵

完全竞争市场必须满足以下规定：进入和退出都是自由的；信息充分；产品是同质的；买者和卖者都有无数个，谁都无法影响价格。[②] 当竞争市场的根本假设条件不能满足时，市场就不能达到最优产出水平。[③] 如果企业享有市场力量，比如垄断；如果消费和生产的外部性发挥作用，如果所生产的产品是公共产品，市场都不可能做出最优资源分配。

---

① Sherman Folland, Allen C. Goodman, Miron Stano, *The Econimoic of Health and Health Care*, Prentice-Hall, 2001, p. 449.

② Ibid. , p. 426.

③ Thomas Rice, *The Economics of Health Reconsidered*, Health Administration Press, Chicago, 1998.

因为以下的原因，导致医疗市场出现了市场失灵①。

1. 纵使医疗市场里的绝对力量不是很常见，竞争的不足仍然是一个严重的问题。医疗行业容量的相对较低使得医院行业的规模经济受到限制。虽然很难找到纯粹的垄断，但医疗服务业也经常形成一种互相依赖的关系来避免竞争，从而形成寡头垄断。比如在医疗服务产品上进行区分，使直接的价格对比不易完成。

2. 医疗服务属于私人物品。尽管如此，公共物品的经济学理论与某些特定的医疗服务是密切相关的。

医疗服务的外部性主要出现在以下几种情况。

（1）医疗服务的外部性与公共卫生项目有关。比如对一些传染病的免疫预防不只为一个人提供了保护，也就是说，带给社会的附加价值要大于带给单个人的价值。

（2）医疗服务的消费与慈善的外部性相联系。由于那些健康的且经济条件好的人以病人和穷人也能得到医疗服务为乐，所以出现了消费的外部性。私人基金和医疗组织的资助推进了与某些疾病的斗争，还为一些支付不起昂贵费用的人提供医疗救护。另外，由于外部性的自然属性，即使那些拒绝付费的人也可以享受到好处，因为他们知道，医学研究是为了找到某种疾病的根源，并且支付不起费用的人也照样可以接受某些医疗服务。

3. 医疗市场的不完全。这里的不完全指的是信息的不完全、进入壁垒以及第三方付费的情况。

（1）信息不完全：大多数病人对医疗交易任何一方的具体信息知之甚少，通常知道症状，但很少会了解造成病况的根本原因，面对医生的诊治，基本没有机会形成自己的看法。

在了解治疗时间和治疗费用方面的困难，又加剧了病人难以得到全面信息的问题。结果是多数病人只能完全依赖医疗服务提供者来告知病况的发展、诊断和其他可选择的治疗方法。同时，病人对不同的医疗服务提供者之间价格和质量的差异也知之甚少。病人和医疗服务提供者信

---

① James W. Henderson, *Health Economics and Policy*, South-Western College Publishing, 1999, pp. 71 – 77.

息掌握不平衡，即不对称信息。

首先，病人不能够对医疗提供者的价格和质量的差别进行评判。所以，医生可以为某一特定水平的服务向病人收取比现行市场价格高的费用，或者在同一特定价格下提供较低水平的服务。

其次，医生是病人的代理人，于是在病人和医生之间产生了委托—代理关系。病人将大部分的医疗决策权授予医生，医生既是医疗服务提供者又是病人代理人的双重身份，导致了医生有可能为了个人的利益，而诱导病人购买本来不需要的医疗服务。

（2）进入壁垒：进入壁垒限制了资源的流动，造成了不完全竞争。比如行医执照，奉行这个政策的目的是保护消费者，避免那些能力不足的医疗服务提供者向消费者提高医疗服务费用。任何的市场限制都有一个无意的结果，即抵消了竞争。

（3）第三方付费：由于医疗保险的提供，它为患者提供了过度利用医疗服务的动机和激励机制，即"道德风险"的问题。阿罗（1963）将道德风险定义为："保险单背离了它本身的激励方向，并因而改变了保险公司所依赖的保险事故发生的概率。这样，一个保险金额超过保险价值的火灾保险单可能会诱使纵火案的发生或者至少能导致管理疏忽。"[1] 在疾病发生后，治疗方案的选择可以有多种，这取决于医生的偏好和患者个体的意愿，在提供医疗保险的条件下，个体往往放弃"便宜"的治疗方案而选择"昂贵"的治疗方案。实际上，对于治疗方案的选择并非越贵越好。由于道德风险的发生与疾病费用的价格弹性有关，价格弹性大的医疗服务可能产生更大的道德风险。因此，在经济学中，将道德风险看作是人们医疗保健服务价格的需求弹性造成的经济激励机制的理性反应。由于医疗保险的提供使得个体直接承担的费用，低于实际耗费的成本，从而导致对医疗卫生资源的过度利用。这将导致医疗保险机构更高的保险支付，进而导致更高的保险金水平。可见，道德风险的存在必然提高保险金水平，从而降低人们的保险需求，进而导致医疗保险市场的萎缩。

---

[1]　Arrow, "Uncertainty and the Welfare Economics of Medical Care", *The American Economic Review*, 1963 December, Number 5, pp. 941 –973.

三　政府失灵

现代卫生经济学吸收了公共选择理论的内容，认为虽然市场失灵为政府的干预提供了理由，但是，政府干预也非万能，同样存在着"政府失灵"（government failure）的可能性。政府失灵一方面表现为政府的无效干预，即政府宏观调控的范围和力度不足或方式选择失当，不能够弥补"市场失灵"维持市场机制正常运行的合理需要。另一方面，则表现为政府的过度干预，即政府干预的范围和力度，超过了弥补"市场失灵"和维持市场机制正常运行的合理需要，或干预的方向不对路，形式选择失当，结果非但不能纠正市场失灵，反而抑制了市场机制的正常运作。

在卫生领域，为克服医疗服务提供者的短期行为和恶性竞争造成的卫生资源浪费而实施的区域卫生规划，同样存在着计划与卫生服务实际需求相脱节的可能性。在政府部门进行宏观管理和对市场管制过程中，也会发生管制者为了自身利益而忽视公众利益的倾向，甚至出现以公共利益之名而行牟取私利之实的"设租和寻租"的现象，以及管制者被"俘虏"等政府管制失灵的现象。

正因为政府的干预存在着上述缺陷，所以让政府干预成为替代市场的主导力量，其结果只能导致"政府失灵"，用"失灵的政府"去干预"失灵的市场"必然是败上加败，使失灵的市场进一步失灵。

四　现代卫生经济学理论的不足

现代卫生经济学论述到这里，认为在存在市场失灵和政府失灵的情况下，重要的是政府干预的限度①。可是，我们对这个答案是不满意的，这里的逻辑是，在市场失灵的时候，只要政府干预适当，就可以纠正市场失灵。就制度安排而言，这里的潜在逻辑是只有政府和市场两种制度安排。另外，现代主流卫生经济学以卫生系统的局部领域为分析对象，注重对单项制度安排的分析，得出在医疗服务市场和保险市场都存

---

① Sherman Folland, Allen C. Goodman, Miron Stano, *The Econimoic of Health and Health Care*, Prentice-Hall, 2001, p. 494.

在着市场失灵，公共选择理论认为如果用政府的调节代替市场调节，并不可行，因为存在着政府失灵。我们所要探讨的是，是否存在其他的制度安排？

我们需要的是进行实证分析，考察医生、患者和保险提供者之间是如何相互作用的？究竟是哪些领域出现了市场失灵，具体表现是什么？不同领域的制度之间是如何相互作用的？市场失灵在这个框架内是否可以通过恰当的制度安排自行得到解决？市场和政府之外是否存在其他的调控机制，它们之间如何可以相互作用？

毫无疑问，一个卫生市场的模型必须考虑到医疗供给者、保险提供者、患者。而现代主流卫生经济学缺乏这样一个可以用来全面分析的模型，或者说，缺乏对庞大而又复杂的卫生领域进行系统分析的框架。这个分析框架，应该包含医疗供给者、保险提供者、患者，如果有必要，还要包含其他组织。

第四节　Herder-Dorneich 结构模型介绍

一　赫尔德·多纳希的多维调控思想

赫尔德·多纳希（Herder-Dorneich）认为，卫生产品兼具服务性产品、未来性产品和公共性产品的特点，不同的特点适用于不同的调节方式。除了市场和政府（计划调节）这两种调节方式外，还存在着集体协商（Gruppenverhandlung）和选举（Wahlen）这两种调控方式。

关于集体协商调控机制，赫尔德·多纳希做出了如下的定义和分析①：考量现有的大量的组织和各种集团，我们注意到，通过协会与协会之间或多家协会之间的谈判（集体谈判），许多议程得到了规制。我们将这种调控机制称为"集体协商"。

利益对立的两方，将原先弱势方组织成协会，以形成与强势方较为对等的行动力量。作为对应，强势方也被组织起来。两方通过提升"组

---

① Herder-Dorneich, *Ökonomische Theorie des Gesundheitswesens*（《卫生经济学理论》），Baden-Baden：Nomos-Verl. – Ges. , 1994, p. 684.

织化程度"加强了各自的谈判能力。这导致了相互对立的组织（自动
升级程序）"摇曳"，直到最后等于议价（均衡）。

　　关于选举调控机制，赫尔德·多纳希做出了如下的定义和分析①：
在自由民主国家，政治领域的产品供给一般通过"选举"进行调控。
通过选举，职能部门以及政治家被托付，在一个特定的时间内，接受社
会团体（自由协会、国家协会等）的委托，处理事务。对一个团体而
言，选举总是必要的，以依照多数人的意图。一个直接反映所有成员意
图的决策过程，从技术角度是不可实现的。因此有必要委托一个职能部
门去做出决策。这个职能部门通过选举得以产生，团体成员同意职能部
门的决定。

　　在赫尔德·多纳希看来，卫生产品特征的复杂性要求对卫生产品的
调节方式应是多维的②，如表1—5所示。

表1—5　　　　　　　　　卫生产品性质及所适应的调节方式

调控方式	服务性产品	未来性产品	集体性产品
市场调节	很适合	适合	不适合
中央管理	不适合	很适合	一定条件下适合
集体协商	很适合	较适合	一定条件下适合
选举	不适合	较适合	适合

　　资料来源：Herder-Dorneich, *Ökonomische Theorie des Gesundheitswesens*（《卫生经济学理
论》），Nomos Vergesellschaft, 1994, pp. 688–689。

二　Herder-Dorneich门诊医疗服务模型

　　赫尔德·多纳希运用他的多维调控的思想，建立了医疗门诊服务的
结构模型（见图1—3）。

　　赫尔德·多纳希对医疗门诊服务模型的调控方式做出了解释③：患
者，是疾病基金组织的成员，通过社会选举的方式选出职能部门（理事

---

①　Herder-Dorneich, *Ökonomische Theorie des Gesundheitswesens*（《卫生经济学理论》），Baden-
Baden：Nomos-Verl. –Ges. , 1994, p. 686.

②　Ibid. , p. 689.

③　Ibid. , p. 873.

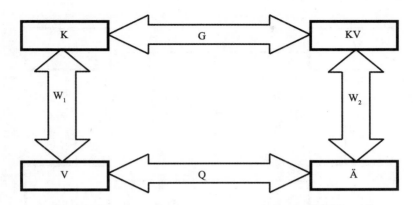

图1—3 Herder-Dorneich 门诊医疗服务调控结构模型

注：V—保险人；Ä-physicians – KV—医生协会；K-sickness—基金；G—谈判；QM—准市场；W_1，W_2 选举。

资料来源：Herder-Dorneich，*Ökonomische Theorie des Gesundheitswesens*（《卫生经济学理论》），Baden-Baden：Nomos-Verl. – Ges. , 1994，p. 873。

会），接受疾病基金组织的委托处理事务。医生是医师协会的成员，并选举出医师协会的职能部门（理事会）。疾病基金组织和医师协会通过集体协商的方式对医生的报酬额度进行协商。患者如果要去看医生，必须选择那些在疾病基金组织认可的医生。通过患者对医生的自由选择，一方面，医生需要竞争患者的保单；另一方面，保单也要竞争好的医生。保险单据与医生的服务进行了交换，这里，并不存在一个市场关系（与服务交换的不是货币），而是一个准市场关系。

赫尔德·多纳希通过一个流量模型对医疗门诊服务的结构模型流程及该体系的运行进行了描述如图1—4 所示。

赫尔德·多纳希对流量模型做出了解释[①]：被保险人通过缴纳保险费，得到保险卡，成为疾病基金组织的成员。在治疗阶段，保险卡被交给了医生，用以与医师协会就医生的服务量进行核算。医师协会汇总所有医生所持有的患者的保险卡，用以与疾病基金进行服务量总核算，确定疾病基金需要支付给医师协会的总额。这里的 m 即指医生的处方。

---

① Herder-Dorneich，*Ökonomische Theorie des Gesundheitswesens*（《卫生经济学理论》），Baden-Baden：Nomos-Verl. – Ges. , 1994，p. 874.

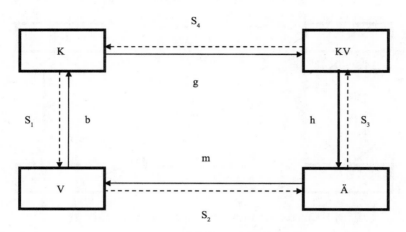

图1—4 医疗门诊服务的流量模型

注：b—缴纳保险费；g—总支付；m—医疗服务；h—薪酬；S_1，S_2，S_3，S_4—医保凭证流通路径。

资料来源：Herder-Dorneich，*Ökonomische Theorie des Gesundheitswesens*（《卫生经济学理论》），Baden-Baden：Nomos-Verl. – Ges.，1994，p.874。

医保公司与个人相比，优势之一是可以低成本地获得信息，在信息获取上取得规模经济。医保机构可以成立专门的信息搜集和分析中心，通过团队的力量来获取信息。医保机构的优势之二就是有更强的讨价还价能力，并且可以通过有效的制度设计来制约医师的败德行为。在协商精神的架构中，体现医疗给付提供者对付费者有关给付品质、项目、范围等相关权益的承诺。付费者有义务依协商结果，如数、如期支付给医疗提供者的约定费用。这样，产生于医生和病人之间的信息不对称问题，可以通过健康保险组织和医师协会之间的集体谈判得到解决。这就是说，医生和病人之间的市场失灵，并不意味着他们之间的市场调控方式被其他的，比如政府调控所代替，而是通过整个制度结构中，健康保险组织和医师协会之间的集体协商这种制度安排，使失灵得到了解决。

Herder-Dorneich模型揭示出，单一的医疗服务市场失灵，并不意味着政府调控取代市场的必然性。自主管理的保险组织和医师协会分别代表参保病人和医生的权益，他们之间通过既非市场调节，也非政府控制的协商方式实现均衡。保险组织以集体性的力量取代势单力薄的个人消费者约束提供者的行为，从而对医疗服务的品质和价格实施有效的监控。

赫尔德·多纳希的结构模型来源于对德国法定医疗体系的分析，医疗保险组织与被保险人及其他利益相关者（如雇主）之间的制度安排为自主管理。如果我们考虑到德国自 1996 年开始，被保险者开始有权自由选择医疗保险公司投保，多元化的保险组织反映了体制的竞争性。现在社会学赋予了其更丰富的内涵：自治管理（Selbstverwaltung）。这样的体系反映了市场竞争与自主管理两种调控方式的相结合。

三 扩大的 Herder-Dorneich 模型介绍

如果将医疗门诊模型扩大化，即考虑政府和药品流通作为加入到模型中。门诊服务流程可如图 1—5 所示。

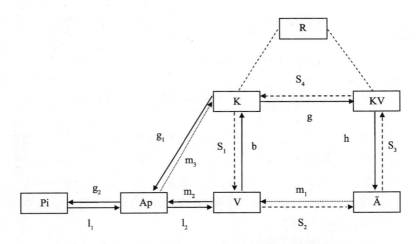

图 1—5 扩大的 Herder-Dorneich 门诊医疗服务流量模型

资料来源：Herder-Dorneich, *Ökonomische Theorie des Gesundheitswesens*（《卫生经济学理论》），Baden-Baden：Nomos-Verl. – Ges. , 1994, p. 880。

医生对患者进行诊断，并开具处方给患者。被保险人凭处方去药店取药。药店通过集中购买的方式，从制药企业那里买到药品。药店将所有的处方集中起来，与疾病基金进行结算，从疾病基金那里获得补偿。

由于政府（R）在医疗流程上，并没有参与其中，所以用虚线表示政府与医疗流程图中其他参与方的关系。

包含政府和药品流通的扩大的门诊服务结构模型的调控示意图，如图1—6 所示。

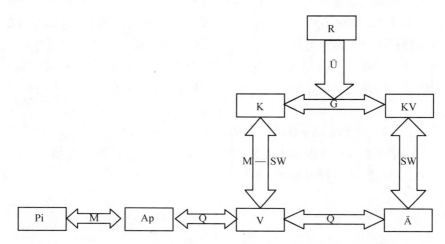

图1—6　扩大的 Herder-Dorneich 门诊医疗服务调控结构模型

资料来源：根据 Herder-Dorneich：*Ökonomische Theorie des Gesundheitswesens*（《卫生经济学理论》），Baden-Baden：Nomos-Verl. – Ges. ，1994，pp. 875，886，综合制作出。

药品零售店与药品生产厂商由市场进行调节，病人与药店的调控与病人与医疗服务提供者之间的调控一样，是个准市场（quasimarkt）。被保险人与保险机构是市场（M）与自治管理（SW）相结合的调控方式，医生与医师协会是自治管理。疾病保险组织与医师协会是集体协商的调控方式，国家对他们之间的行为进行监督。

四　扩大的 Herder-Dorneich 调控结构模型中的制度安排

医疗保险机构的自治管理：医疗保险的事务不是由国家的行政机关执行，国家于其中只扮演着监督者和辅导者的角色，而将政策的执行交由付费者代表所组成的健保机构办理。自治反映了辅助性原则（subsidiaritätsprinzip）：当一个任务能由较小的组织团体解决时，则不交由较大的组织团体处理。自治在这里凸显出两个本质要素：相关人的参与以及保险主体的独立性。行政委员会为健康保险机构的决策单位，系由被保险人与雇主等相关人通过直接选举的方式而成立。在这社会保险领域中的选举，称为社会选举（sozialwahl）。医疗保险机构的决策单位与执行单位由被保险人与雇主的代表组成或选任。因此，被保险人可通过选举或被选举成为自治机构的代表而参与并影响健康保险机构的决策与运营。

医疗保险机构通过其执行机关，与医师、药师等团体议约。在医疗保险业务方面，医疗保险机构依照机构本身的预期支出与收入计算出费率。举凡最具争议性的医疗费用协定、医疗服务审查、医疗纠纷争议等，都通过保险医师协会与健康保险机构之间的集体协商加以解决。在协商精神的架构中，体现出医疗提供者对付费者有关给付品质、项目、范围等相关权益的承诺。同时，付费者有义务依照协商结果，如数如期支付给医疗提供者约定费用。这样，医疗服务领域的市场失灵得以纠正。

综上所述，医疗保险机构对于医疗保险业务的决策与执行，乃由付费者代表所组成或由其所选任之机关担任，在制度设计上，无论在人事、组织或财政方面，均拥有相当程度的独立自主性，国家不予以干涉国家的作用在于监督健康保险机构是否逾越法律所赋予的界限。自治与国家监督的共同目的在于维护与保障国民的健康安全，所以，在国家监督与健康保险机构自治权行使之间所强调的是合作的观念与建构性的对话。

由上可见，医疗保险机构以集体性的力量，取代势单力薄的个人消费者，来约束医疗服务提供者的行为，对医疗服务的品质和价格实施有效的监控。在保险机构和被保险人之间，逆向选择问题可以通过强制性的保险来得到解决，而这种强制性的保险的结果是建立了基于被保险人利益的自治组织，既然这种自治组织反映了被保险人的利益，那么建立在信息不对称基础上的道德风险自然也就不存在了。

现代主流卫生经济理论指出了医疗服务市场和保险市场的市场失灵，虽然也指出了政府对市场的简单替代会出现政府失灵，但缺乏对其他制度的考察，包括分析框架上的提供。这一点，Herder-Dorneich 模型进行了弥补。Herder-Dorneich 模型给我们提供了一个用以考察各种制度，及其关联性的，包括医疗体系各个相关参与人的模型框架。

Herder-Dorneich 希结构模型，将医疗制度分析所涉及的各个相关人，包括病人、医疗服务提供者、保险组织、政府、医生组织，纳入一个统一的框架，利用现代卫生经济学理论进行分析说明。这个分析框架有助于我们对一个医疗体系进行分析，研究这种医疗体系是一种什么样的制度结构，这种制度结构下的各种制度安排之间是如何相互联系的，各种制度安排所产生的激励结构如何，以及在这种激励制度下，各相关利益方是如何进行博弈的。从各个参与人的博弈结构，我们观察到了这个医疗制度的绩效。

第五节　Herder-Dorneich 结构模型与主观博弈模型

Herder-Dorneich 希结构模型为我们分析医疗体系提供了一个较为全面，可以容纳各个相关博弈人的分析框架。比较制度分析理论提供了一个可以分析经济中各种制度相互依存的可驾驭的理论框架，揭示了整体性制度安排的复杂性以及制度变迁的机制。运用逻辑和历史的分析方法，即在统一的博弈论框架下，研究在经济、组织和社会诸域的制度之间的相互依存性、参与人的策略互动等问题，分析制度变迁的特点与类型；同时引入历史的知识，认为制度变迁的最终结果不仅取决于博弈均衡，还取决于各自制度发展的历史轨迹。

转型国家的医疗制度具有不确定性，受到政府政策和其他领域制度的影响，比如财政制度，同时还具有受到转型之前的制度的影响等特性。这些特性，在比较制度分析理论框架下都得到分析。

总之，构建 Herder-Dorneich 模型框架下，医疗制度中各个博弈人的位置，运用比较制度分析，将医疗制度及其相关制度视为整体性制度安排，研究制度之间的关联性，以及对该框架中各个博弈人的策略选择的影响，可以用来分析转型国家的医疗制度变迁的绩效。

在 Herder-Dorneich 结构模型的基础上，我们可以得出一个通用的

Herder-Dorneich 框架模型，描述一个国家的卫生保健提供系统的运行，其中一组参与者不仅可以包括正常个体，例如患者、医生，还包括政府和其他组织，这取决于上下文。通用的 Herder-Dorneich 框架模型（见图1—4、表1—3），描述了卫生保健提供系统中的参与者之间的相互关系。

在比较制度分析的方法中，将构建 Herder-Dorneich 模型的每个行动者的主观博弈模型。参与者的具体形式，参与者之间的相互作用以及每个参与者的主观博弈形式都是具体情境，结合政治背景、经济发展、技术进步、社会和文化价值等因素。

通过以相关的方式讨论参与者如何修改自己的主观博弈模型以应对外部冲击，我试图描述一个转型国家的医疗保健服务递送系统中制度变革的机制。

通过一般 Herder-Dorneich 模型，我们可以描述医疗保健提供系统的初始状态。显然，医疗保健提供系统的初始状态被纳入一个国家的政治和社会系统，这也在一定程度上定义了医疗保健提供系统的环境参数。

Herder-Dorneich 模型的本质在于它通过适当的制度安排表明，医生和患者之间的市场失灵可以得到纠正。如果原来的制度安排被破坏，医生和病人之间的市场将发生失灵。

当环境变化或互补领域发生大规模制度变迁时，这些变化将影响一些参与者根据比较制度分析的主观博弈模型。这包括财政或劳动系统的变化，且通常发生在转型国家。当参与者调整他的策略时，一些其他参与者可能对该调整做出反应，从而改变他们的行为选择。原先的调控机制可能由于参与者的动作选择和其他规则的改变而被破坏。

在每个国家，政府还在不同程度上影响其卫生系统。转型国家政府的行动容易受到宏观制度变革的影响。环境变化既影响政府干预卫生系统的手段和程度，也可能影响支付者的行为。医疗保健提供者将对政府和支付者行为的变化做出反应。政府行动和支付者行动的变化可能导致对医疗保健提供者行为的约束削弱。这个过程将反映在政府、支付者和医生组织之间打破控制机制。患者和医生之间的市场失灵将在对卫生保健提供者的控制机制破裂的情况下进行。基于原有制度安排的平衡被打破了。

如青木昌彦指出的，在主观博弈模型中，由内生因素和外部因素的组合效应引起的平衡的打破，触发代理人之间的同步搜索，以重新定义它们各自的主观博弈模型。在制度危机中，参与者将通过重新检查自己激活的选择集的有效性并发现新的行为来重新定义他们的主观博弈模型。当参与者不断修订其主观博弈模型，使之变得彼此一致并且对于每个代理同时平衡时，转型过程将完成。

第二章

中国城市医疗服务递送体系
Herder-Dorneich 基础模型的建构

第一节　中国城市医疗服务递送体系
Herder-Dorneich 基础模型框架

在中国，政府在医疗服务政策的制定中处于主导地位。转型期的中国，中央和地方政府在医疗政策方面的作用处在演化过程中。政府通过卫生部门对医疗服务进行规划、管理和控制。所以这里的政府，涵指政府（中央、地方）中的卫生和财政行政部门。

中国事实上的单位制，使得医疗服务被视为单位给予职工的一项福利政策，单位成为事实上的医疗服务支付方。不仅如此，职工的亲属也可以部分地享受到单位的医疗福利政策。

在中国，医院作为患者诊治疾病的场所，也是医生执业、培训和工作的重要场所。患者寻求诊治行为，绝大多数发生在医院，并且是国有医院。[①] 中国几乎所有的医生都在某家医院执业，作为国家事业单位人员编制的医生，对医院表现出很强的依附性。医院对医生的雇佣形成了劳动交易合约——医生凭借人力资本换取劳动收入、技能提升和社会地

---

① 1993 年国家卫生服务调查显示，门诊服务，城市地区居民大部分在县及县以上综合医院就诊。住院服务，在城市地区只有县及县以上医院、部队医院和企业医院提供住院治疗，对于城市居民来说，部队医院和企业医院属于部门医院，城市居民住院服务大都在县及县以上综合医院。

位，医生的效用包含物质财富和精神财富的结合；医院作为医疗服务提供组织，通过医疗性质的组织管理、运行机制、来获得业务收入。中国虽然已经出现了医师协会，但医师协会从未真正地发挥出类似德国医师协会的作用。所以，我们用医院代替医师协会的位置。

这样，一个概括转型前后中国城市医疗服务递送实际情况的 Herder-Dorneich 基础结构模型如图 2—1 所示。

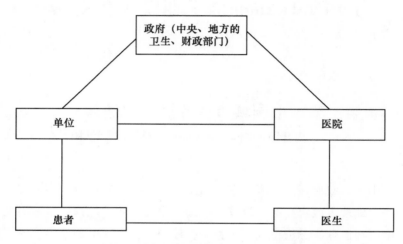

图 2—1　中国城市医疗服务递送的 Herder-Dorneich 基础结构模型

实际中，病人先在医院挂号处挂号，然后去相应的科室就诊，最后再凭医生处方到医院药剂室交钱取药。为使流程便于说明，同时与赫尔德·多纳希保持一致，将这个过程简化为只在病人和医生之间进行。那些没有被单位所覆盖的失业者，或者自己直接支付费用，或者加入保险组织。保险组织将作为单位的替代物，出现在模型中，具体情况将在后面章节阐述。

政府的行动集合：可以理解为政府所颁布的各种有关医疗制度的法律、政策性文件和政府的行政手段。可以做出以下简单划分：对医疗服务供给方，政府可以动用财政政策；非财政制度的行政调控手段，表现为对医疗服务机构和服务者的经营权的控制，包括控制方式和控制程度。对医疗服务需求方，政府可以动用政府财政资金予以医疗费用补助。

第二节　参与人的主观博弈模型的科斯盒子构建

一　政府

表 2—1　　作为参与人的政府的主观博弈模型的科斯盒子表述

	参数性数据	内生性变量
内生于参与人（微观）	（A）启用的决策子集 颁布各种法律政策文件和做出行政干预	（S）最佳反应决策规则
外生性约束（宏观）	（CO）推断规则 其他经济域通行的行动决策集合和规则构成其具体参数	（E）对其他人策略决策的预期 病人、医生、医疗机构等其他参与人的行动决策成为参与人预期的对象
	私人信念	

推断规则：主要考虑两个参数，环境参数和政府的私人信念。

环境参数，即其他域的制度，包括财政制度、事业单位人事制度等。

政府的私人信念，即指政府对卫生事业的信念，以及对整体性医疗资源利用的评价。

对其他参与人的预期：患者对医疗服务的利用情况，以及医疗机构经营状况，成为政府的预期对象。

最佳反应决策规则：给定对其他参与人的预期，私人剩余信息和财政制度等外在环境，政府按照某种规则，比如基于政治上的考虑或者出于财政压力，或从其他域的成功做法吸取经验，从启用的决策子集中选择最佳的策略决策。

后果函数中最优决策的物质结果表现为①：政府对医疗卫生发展承担的责任，选取的指标为卫生事业费占政府财政支出的比重，以及政府财政拨款占医院总收入的比重。

二 医院

表 2—2   作为参与人的医院的主观博弈模型的科斯盒子表述

	参数性数据	内生性变量
内生于参与人 （微观）	（A）启用的决策子集 制定各种医疗服务机构内部规章制度，包括薪酬制度、人事制度、经营制度等	（S）最佳反应决策规则
外生性约束 （宏观）	（CO）推断规则 相关域制度包括医疗保险制度，环境因素包含政府对医疗机构的财政政策、价格政策、对医疗机构运营的控制权	（E）对其他人策略决策的预期 病人、单位、医生、政府组织等其他参与人的行动决策成为参与人预期的对象
	私人信念	

国有医院的行动集合：在政府的政策框架内制定各种医疗服务机构内部规章制度，包括薪酬制度、人事制度、经营制度等。

环境参数：包含政府对医疗机构的财政政策、药品政策、医疗服务价格政策以及对医疗机构的控制力和医疗保险制度。

---

① 根据一个函数关系（或规则），对于每一个行动组和历史给定的初始状态，都有一个状态空间下的结果向对应，该函数（规则）被称为后果函数。后果函数的具体表达形式对于我们来说仍然是一个"黑匣子"，无法做出准确的表达。但是，我们意识到各种环境因素，如在其他经济域通行的行动决策集合和规则以及由政体决定的成文的法律和政策，都构成了后果函数的具体参数。同时，后果函数的结果在现实中是可以通过经验观察得到的。这意味着我们可以通过对后果函数具体参数的讨论和对后果函数结果的观察寻找有规律可循的特征，从而绕过对后果函数具体形式的讨论。

私人剩余信息①：虽然医院属于政府所有，但因为信息不对称的存在，医院的管理层对于医院实际运行情况比政府知道的要多，所以医院的私人剩余信息，可以通过医院的财务状况和营运状况（包括政府政策的实际执行情况）等反映出来。

对其他参与人的预期：包括对政府、单位（作为医疗费用支付方）的监督能力、病人就诊行为、医生诊治行为的预期。

最佳反应决策规则：给定对其他参与人的预期，私人剩余信息和财政制度等外在环境，医院按照某种规则，比如基于政治上压力或出于经营收入最大化，从启用的决策子集中选择最佳的策略决策。

后果函数中最优决策的物质结果表现为：医疗机构的财务收入构成情况（医疗服务收入、药品收入占比），医疗费用情况。

三　医生

表 2—3　　　作为参与人的医生的主观博弈模型的科斯盒子表述

	参数性数据	内生性变量
内生于参与人 （微观）	（A）启用的决策子集 对患者的诊治行为	（S）最佳反应决策规则
外生性约束 （宏观）	（CO）推断规则 其他经济域通行的行动决策集合和规则以及由政体决定的成文的法律和政策，构成其具体参数，比如激励制度	（E）对其他人策略决策的预期 病人、政府组织、医疗机构等其他参与人的行动决策成为参与人预期的对象
	私人信念	

医生的行动集合：在政府的政策和医院的规章制度框架内向病人提供诊疗服务，包括处方用药。

---

① 私人剩余信息就是各参与人的自我维系系统剔除制度后的剩余部分。由于在博弈过程中，各参与人对别人行动规则的主观认知的不同，造成其自我维系系统各异，从而导致各参与人的私人剩余信息也各具特色。从概要性私人剩余信息中能反映出各参与人在博弈中所具有的特点。

环境参数：政府和医院的激励制度。

私人剩余信息：虽然医生属于政府所有的事业单位职工，医疗市场的信息不对称的存在，关于病人的病情以及诊疗手段、用药等情况，比其他参与人，比如政府监督机构、病人等知道的要多。

对其他参与人的预期：包括对政府、单位（作为医疗费用支付方）的监督能力、病人就诊行为和医院管理措施的预期。

最佳反应决策规则：给定对其他参与人的预期，私人剩余信息和财政制度等外在环境，医生按照某种规则，比如出于收入最大化，从启用的决策子集中选择最佳的策略决策。

后果函数中最优决策的物质结果表现为：医生收入情况。

四　作为医疗费用支付方或报销方的国有单位

表2—4　　作为参与人的单位的主观博弈模型的科斯盒子表述

	参数性数据	内生性变量
内生于参与人（微观）	（A）启用的决策子集	（S）最佳反应决策规则
外生性约束（宏观）	（CO）推断规则 政府关于医疗费用的政策，和单位的财政制度构成其后果函数的具体参数	（E）对其他人策略决策的预期 政府、病人、医生、医疗机构等其他参与人的行动决策成为参与人预期的对象
	私人信念	

单位的行动集合：表现为对医疗费用的管理方式。

环境参数：包括医疗保险制度、政府对单位的财政制度，单位所有制等。

私人剩余信息：单位医疗费用使用情况。

对其他参与人的预期：患者对医疗服务的利用情况，医疗服务供给方的行为（比如是否存在诱导消费等增加额外的医疗费用支出的行为），以及政府的医疗保险政策。

最佳反应决策规则：给定对其他参与人的预期，私人剩余信息和财政制度等外在环境，单位按照某种规则，比如出于财政压力，从启用的决策子集中选择最佳的策略决策。

后果函数中最优决策的物质结果表现为：单位职工的医疗费用对单位财政的压力。

五　病人

表 2—5　　作为参与人的病人的主观博弈模型的科斯盒子表述

	参数性数据	内生性变量
内生于参与人（微观）	（A）启用的决策子集 对医疗服务的利用	（S）最佳反应决策规则
外生性约束（宏观）	（CO）推断规则 其他经济域通行的行动决策集合和规则以及由政体决定的成文的法律和政策，构成其具体参数。具体指医疗保障制度（包括费用报销方式）、医疗服务价格、药品价格	（E）对其他人策略决策的预期 医生、政府组织、医疗机构等其他参与人的行动决策成为参与人预期的对象
	私人信念	

病人的行动集合：可以理解为对医疗服务机构的利用，进一步讲，包含是否就诊，是否住院，对医疗机构和医生的选择。

环境参数：医疗保障制度，医疗费用（医疗费用＝医疗服务价格＊服务数量＋药品价格＊药品数量）。病人面对的环境参数中，虽然政府控制了医疗服务的价格，但由于医生的主导地位，使得医生可以通过医疗服务数量的变化，而导致病人面对的实际医疗费用的变化。

私人剩余信息：可以理解为对医疗机构的评价。

对其他参与人的预期：包括对政府对医疗费用的政策、医疗服务供给方行为的预期。

最佳反应决策规则：当身体感觉不舒服时，首先判断所患疾病的严重程度，然后根据自己对医疗服务效果、价格、方便程度的认知以及经

济承受能力（包括医疗费用由谁，以及如何支付），决定是否就医以及
花多少钱就医。

后果函数中最优决策的物质结果表现为：对医疗服务利用的一系列
指标，如两周就诊率、住院率等。

在行动顺序上，作为参与人的政府颁布医疗政策法律和规章制度。
政府对医疗机构的最优决策在后果函数上的物质结果构成医疗机构运行
的环境。医疗机构制定符合自身利益最大化的经营规则。医疗领域中医
疗服务需求方的弱势地位，使得面对医疗服务提供方的专业地位，病人
根据自己的经济情况和医疗保险制度（包括单位对医疗费用的支付、报
销制度）选择就诊机制。

第三章

1978 年以前的城市医疗服务递送研究

第一节 城市医疗体系基本情况介绍

1949—1978 年，中国实行高度的计划经济体制。建立在计划经济体制内的城市医疗体系，政府通过对城市职工实行医疗保障制度（补贴医疗服务需求方）、对国有医疗机构提供财政预算拨款（补贴医疗服务供给方），建立并维持了当时的城市医疗体系的运作。

一 城市医疗保障体制介绍

在这一时期，城市医疗保障体系的主要组成部分是覆盖机关、事业单位工作人员的公费医疗制度（简称公费医疗）和覆盖企业职工和退休人员及其家属的劳动保险医疗制度（简称劳保医疗）。

公费医疗的主要保障对象是国家机关和全民所有制事业单位工作人员、离休人员和退休人员；二等乙级以上革命残废军人；以及国家正式核准设置的高等院校在校学生。

国家机关及全额预算管理单位的公费医疗经费由财政部按人头拨付给各级卫生行政部门，实行专款专用、统筹使用的原则，不足部分由地方财政补贴①。每年由国家根据受保人群对医药方面的需要和国家的财

---

① 1952 年 8 月 24 日由政务院批准的《国家工作人员公费医疗、预防实施办法》第八条规定："各级人民政府应将公费医疗预防经费列入财政预算，由该级卫生行政机构掌握使用……不得平均分发。"参见周良荣等《聚焦卫生改革》，中国社会科学出版社 2003 年版，第 2 页。

力，以及医疗单位所能提供的资源，确定人均支出定额。1961 年以前国家规定机关工作人员每人每年 18 元，以后进行过多次调整，逐步提高为 20 元、22 元、25 元、30 元，1979 年提高为 70 元①。费用支付的范围，除要求个人自付营养滋补药品外和少量挂号费②，其他的费用都可以由公费医疗费用支付。如果个人医疗费用超过政府财政拨付的人头公费医疗费用，由地方财政予以补贴。③

对于子女患病医疗问题，机关单位可以组织职工缴费，实行医疗费用统筹；也可以不实行单位统筹，但对子女等家属的医疗费支付确有困难者，要从单位福利费中给予补助。④

享受劳保医疗的主要对象是国有企业的职工和退休人员；县以上城镇集体企业可参照执行。由每个企业直接支付医疗费用。⑤ 在 1953 年以前，劳保医疗经费全部由企业行政负担。1969 年财政部规定将原按工资总额 2.5% 提取的福利费、3% 提取的奖励基金和 5.5% 提取的医疗卫生费合并改按工资总额的 11% 提取职工福利基金。职工福利基金主要用于医疗卫生费和福利费开支。如果按 11% 提取的福利基金仍不敷使用，企业可以从税后留利中提取职工福利基金进行弥补。⑥

1966 年以前，职工和退休人员患非职业病或非因公负伤，其所需诊疗费（含挂号费和出诊费）、住院费、手术费和普通药费均由企业负担；贵重药费原则上由本人负担，也可由企业劳动保险基金酌予补助或由企业福利费负担；住院的膳食费及就医路费由职工和退休人员本人负担，如本人经济状况确有困难，可由企业酌情予以补助。1966 年以后，挂号费和出诊费改由个人负担。⑦

---

① 劳动部社会保险事业管理局：《医疗保险解答》，2008 年 1 月 28 日，http：//www.lantianyu.net/pdf17%5Cts062010.htm。

② 挂号费仅为 0.1 元，相当于当时一个鸡蛋的价格。卫生部：《中国卫生统计年鉴》1983 年，第 357 页。

③ 国务院发展研究中心课题组：《对中国医疗卫生体制改革的评价与建议》，《中国发展评论》2005 年第 1 期。

④ 同上。

⑤ 同上。

⑥ 劳动部社会保险事业管理局：《医疗保险解答》，2008 年 1 月 28 日，http：//www.lantianyu.net/pdf17%5Cts062010.htm。

⑦ 卫生部：《中国卫生统计年鉴》1983 年，第 357 页。

企业职工和退休人员供养的直系亲属患病时，可以在该企业医疗所、医院等单位免费诊治，手术费和普通药费由企业负担 50%（简称半劳保）。对于确实有困难的家庭，可由企业福利费予以补助。

公费医疗患者和劳保医疗患者往往要先在与单位签有服务合同的医疗机构就诊，如需转诊，则需要合同单位开具转诊证明①，转诊费用方予以报销。

以上可见，劳保医疗和公费医疗都是强制性的雇主责任制度。公费医疗制度是对机关事业单位工作人员实行基本免费就医、对其供养的亲属实行单位互助或补助的一种强制性雇主责任制度。劳保医疗是对企业职工就医实行少量收费②、对职工家属实行半费保障的一种强制性雇主责任制度。

由于当时中国基本不存在非公有制经济，这种只覆盖公有制部门的体制事实上也就基本覆盖了全部城镇就业人员。另外，按照当时的制度规定，职工家属也可以享受部分医疗费用保障，因此，当时的城镇医疗保障制度实际上覆盖了大部分的城镇人口。

顾昕等估计，就全国范围而言，1978 年，以在职职工人数（国有、集体企业和行政、事业性单位）、离退休人数和高等学校在校学生人数的总和计算，医疗保障的受益人数将近 1 亿人，占城市人口总数的 57%。③ 加上劳保医疗受益者所供养的直系亲属，他们享有部分免费医疗的待遇，所以，总体上，被医疗保障体系（公费医疗、劳保医疗、半劳保医疗）覆盖了城市总人口的 80% 左右④。

在城市，未保险者主要涵盖儿童和失业者。⑤ 在中国，一个人的就

---

① 劳动部社会保险事业管理局：《医疗保险解答》，2008 年 1 月 28 日，http：//www. lantianyu. net/pdf17%5Cts062010. htm。

② 1956 年挂号费是 0.4—0.5 元，经过三次降价后，到 1972 年，医院的挂号费只有 0.1 元。转引自张默、卞鹰《我国医院药品价格加成政策的历史回顾及其影响》，《中国卫生事业管理》2007 年第 7 期。改革前的 20 世纪 70 年代中期，城镇职工月工资在 40 元左右。

③ 中华人民共和国劳动和社会保障部：《中国劳动与社会保障统计年鉴》，中国劳动社会保障出版社 2003 年版，第 13 页。

④ 顾昕、高梦滔、姚洋：《诊断与处方——直面中国医疗体制改革》，社会科学文献出版社 2006 年版，第 78 年。

⑤ Liu Zingzhu and Wang Junle，"An Introduction to China's Health Care System"，J. Public Health Policy 12，104，1991.

业状况决定了他是否被医疗保障所覆盖，以及覆盖的深度。国有单位的职工可以获得这些。而那些城市里的失业者①，以及个体和非国有单位的员工，就没有被医疗保障所覆盖。20 世纪 80 年代中期以前，国有企业和集体企业占绝大多数的比例。对于集体企业，没有强制性的医疗保障制度的要求。所以并不是所有集体企业的职工都获得劳保医疗保障。

贡森估计，城镇居民中没有被公费或者医疗保险覆盖的大约为 30%。② 于（Yu）估计，1980 年，城镇居民中，没有被医疗覆盖的大约有 6.6 亿人③，占 1980 年全国城镇总人口数 19 亿人的 35%。

二　政府对国有医疗机构的财政预算拨款制度

城市里的医疗机构，经过"大跃进"和"文化大革命"之后，基本为政府所有的国有医院。没有私人诊所，更没有私人医生。国有医院提供的医疗服务价格由政府制定，政府从 20 世纪 50 年代中期开始，对医疗服务价格进行了三次降价④，使得价格远低于成本，为保证国有医院的正常运转，政府（地方政府）对国有医院实行财政补助，财政补助方式历经了三个阶段⑤。

1949—1955 年，实行统收统支。即医院收入全部上缴财政预算，医院支出全部由财政预算拨款。

1955—1960 年，实行全额管理、差额补助。即医院收支全部纳入国家预算，财政按医院实际收支差额拨款补助，年终结余全部上缴。

1960—1979 年，实行全额管理、定项补助、预算包干。即对医院工作人员的工资全部由国家预算开支，简称保工资，范围包括医院工作

① 改革以前的失业者，往往是政治原因，导致其没有工作。

② 国务院发展研究中心课题组：《对中国医疗卫生体制改革的评价与建议》，《中国发展评论》2005 年第 1 期。

③ Yu Dezhi，"Changes in Health Care Financing and Health Status：The Case of China in the 1980s"，Innocenti Occasional Papers，Economic Policy Series，1992，Number 34.

④ 参见郑至君等《医疗收费制度变迁的回顾与展望》，《中国卫生经济》1987 年第 2 期，http：//www.cn-he.cn/nianfen/1987/02/32 - 34. htm，2008 年 2 月 5 日。

⑤ 程晓明、罗五金：《卫生经济学》，人民卫生出版社 2003 年版，第 387 页。

人员的基本工资和 3% 的附加费（福利费 1%，公费经费 2%），其他医院支出由医院收费解决，医院经费结余可以用于充实设备，进行自身发展。

三 医疗服务及药品收费制度

中央价格委员会制定了医疗服务价格政策的原则，出于政治因素而不是经济的考虑决定了价格制定的原则①，各个省级政府制定具体的医疗服务价格标准。医疗服务价格由医疗服务决定（The prices foe medical services were fixed by service item），各个地区的医疗服务价格几乎一样。政府从 20 世纪 50 年代中期开始，对医疗服务价格进行了三次降价②，使得价格远低于成本。

表 3—1 显示的是卫生部 1979 年调查的城市医院和县医院门诊与住院的平均成本和收费价格。表 3—2 显示的是所调查的城市医院中不同类型的手术成本和收费情况。按照当时的物价水平，0.10 元只是相当于一个鸡蛋的价格。③ 可见，医疗服务收费价格远远低于成本是城市中各级医院医疗服务的普遍情况。

表 3—1 卫生部 1979 年调查的医院成本及收费情况，按照当时价格

（单位：元/人次）

	门诊		住院	
	成本	收费价格	成本	收费价格
城市医院	0.64	0.10	5.60	0.50
县医院	0.44	0.05 或 0.10	3.70	0.40

资料来源：刘精贤：《医疗费问题刍议》，《中国卫生经济》1985 年第 7 期。

---

① William C. L. Hsiao，"The Chinese Health Care System：Lessons for Other Nations"，Soc. Sci. Med. 1995，Vol. 41，No. 8，pp. 1047 – 1055.

② 参见郑至君等《医疗收费制度变迁的回顾与展望》，《中国卫生经济》1987 年第 2 期，http：//www. cn-he. cn/nianfen/1987/02/32 – 34. htm，2008 年 2 月 5 日。

③ 卫生部：《中国卫生统计年鉴》1983 年，第 357 页。

表3—2   卫生部 1979 年调查的城市医院成本及收费情况，

按照当时价格   （单位：元）

	大手术	中手术	小手术
成本	80	50	50
现收费	20—30	20	7—8

资料来源：刘精贤：《医疗费问题刍议》，《中国卫生经济》1985 年第 7 期。

　　中国的国有医院还被赋予了一项垄断性的职能——向患者出售药品。政府通过国有制药企业、国有批发企业控制了药品的生产、流通和价格，经过三级批发过程的药品只可以进入国有医疗机构，这意味着，患者只能在公立医疗机构购得药品。政府允许医院在向患者出售药品时，可以在批发价格基础上加成，形成药品的加成价格，西药的加成率一般在 15% 左右，中药一般在 20%。[①]

　　可见，医院的收入来源主要有三部分：财政部门的卫生事业费拨款；合同单位（与医院签订职工就诊合同的行政单位和企事业单位）的公费、劳保医疗费用；医院的收费收入，包括挂号费、自费病人支付的费用和药品的批零差价收入等。

第二节　Herder-Dorneich 模型下中国城市医疗服务递送分析

一　不同类型患者的医疗服务递送的 Herder-Dorneich 模型描述

（一）公费医疗患者（家属）

　　享有此种保障类型的大多为行政、事业型单位职工。政府的卫生费用主要来自财政部和地方财政局周期性的预算支出。大部分由财政部负责制定卫生费用的预算，卫生部将资金分配到各省，各省的卫生厅

────────

　　① 1954 年，政府允许医疗机构在零售药品时，可以在批发价格基础上进行加成，形成药品的零售价格。张默、卞鹰：《我国医院药品价格加成政策的历史回顾及其影响》，《中国卫生事业管理》2007 年第 7 期。

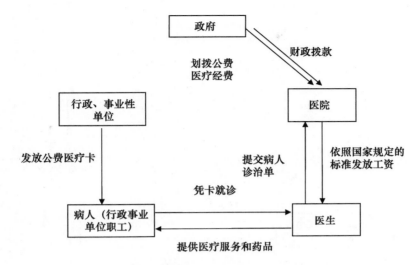

图 3—1　公费医疗保障类型的 Herder-Dorneich 模型描述

注：在实践中，患者先在医院凭医疗卡挂号，然后持挂号单去医生那里就诊，为了使流程简化、清晰，同时与 Herder-Dorneich 结构模型吻合，在此图中省去了病人在医院挂号，然后凭挂号单在医生处就诊这两个环节，直接用"凭卡就诊"代替。

（局）将资金分配给下一级的医疗服务机构。

行政、事业型单位职工在就诊时，向医疗机构出示单位发放的公费医疗卡，挂号就诊。患者凭医生处方从医院药房领取药品①。整个过程患者不需要缴纳任何费用。根据公费医疗管理规定，他们就诊的医疗机构为与所在单位签订医疗服务合同的医疗机构②。

（二）企业劳保医疗患者（及其家属）

企业劳保医疗的家属就诊流程与公费医疗患者基本类似（见图 3—2）只是个人需要负担一半的费用。

---

① 病人所需的处方药只能从医院药房购买。药厂生产的药，经过各级（三级）国有的医药公司的统购包销，进入医疗单位。关于药品进入医疗单位的销售流程及其定价，在 20 世纪 90 年代以前，国家控制了药品生产和销售及定价的各个环节，其变化以及对患者的费用的影响，主要是在 20 世纪 90 年代产生的，具体情况将在第 5 章论述 20 世纪 90 年代医疗体系的制度变迁时，详细介绍和分析。

② 董辅礽：《改善公费医疗制度的管见》，《中国卫生经济》1983 年第 3 期，http://www.cn-he.cn/nianfen/1983/03/05 - 08.htm，2008 年 2 月 4 日访问。

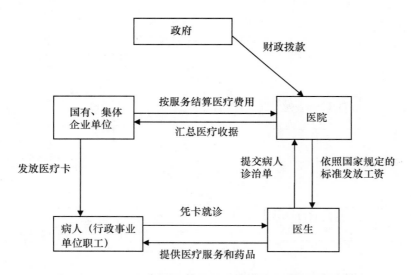

图3—2　劳保医疗保障类型的 Herder-Dorneich 模型描述

（三）自费医疗患者

自费病人必须自行支付所有的医疗费用，见图3—3。政府所控制的医疗服务价格已经远远低于成本价，所以即使是自费病人就诊，在其就诊时，就已经享受了政府的财政补贴。

为了避免重复叙述，用一个统一的 Herder-Dorneich 模型将城市居民的医疗服务描述出来，如图3—3所示。

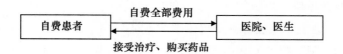

图3—3　自费医疗服务的 Herder-Dorneich 模型描述

在整个体系中，只有自费病人可以自己决定就医的选择，但考虑到这些病人的身份，他们是没有任何工作的，考虑到与改革前的政治环境，他们中的部分可能是由于政治原因，而被政府所排斥的。除掉这少部分的自费就诊行为。政府控制了整个医疗服务递送体系的各个环节，不存在市场调控。

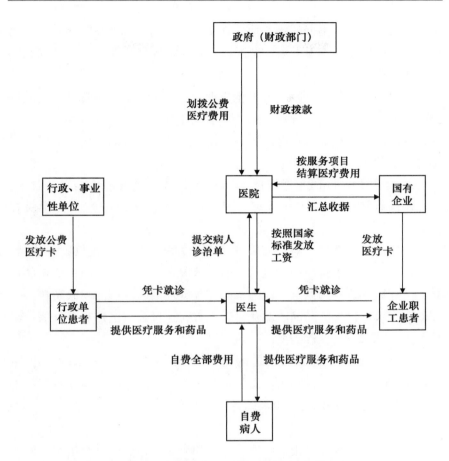

**图3—4　Herder-Dorneich 模型下中国城市传统医疗保障
类型医疗服务递送流程体系**

二　Herder-Dorneich 模型中各行为主体的博弈结构分析

（一）政府

环境参数：改革之前中国实行"统收统支"的财政制度安排，地方各级财政收入上缴中央政府，所需财政支出由中央政府划拨①。公费医疗的费用来自各级财政，劳保医疗费用虽是由企业福利基金承担，但

———————

① 殷志红：《从财政体制改革角度论中央与地方的关系》，http：//www.crifs.org.cn/ 0416show.asp? art_id=890，2008 年 2 月 4 日访问。

由于当时实行政企不分的统一预算制度，企业的福利支出同样受到国家计划管理，同企业本身的运营情况并不相关，即使企业亏损，其福利支出依然会由国家通过补贴支付。

政府的私人信念：政府将卫生事业定义为社会福利事业[①]，以此提出中国卫生工作的四大方针，第一条就是卫生工作要面向工农兵[②]。可见，政府的主观认知是：医疗服务的提供应该是低廉的、城市居民可以支付得起的。

对医疗服务供给方的预期：政府保障医疗机构及医生的财政收入，并控制医疗资源的分配和管理，医疗机构将按照政府意图提供医疗服务。

政府的策略选择：对医疗服务的需求方和供给方均提供财政支持。对供给方，控制了医疗服务机构的财务状况和经营行为，包括机构的设立、医疗服务价格的制定。但为了一定程度地减轻政府的财政负担，又部分允许医疗机构的药品收益。对需求方，通过公费医疗和劳保医疗满足职工及其家属的就诊需要。

后果函数中最优决策结果的物质表现：政府给医院的补助，从1976年到1980年，年平均增长率为17.2%，[③] 其财政补偿额占医院的支出由20世纪50年代的20%提高到改革前的35%[④]。

（二）医疗机构

环境参数：医疗机构是政府设立的事业制单位[⑤]，他们按照政府的政策、贯彻政府的意图行事。其经营权同时被政府控制，自身缺乏经营

---

① 《关于各级卫生部门所属各种医疗机构的医疗收入若干问题的意见》，卫生部（54）财字第816号文，1954年10月16日。

② 其他三条是：预防为主，团结中西医，卫生工作与群众运动相结合。

③ Yu Dezhi, "Changes in Health Care Financing and Health Status: The Case of China in the 1980s", Innocenti Occasional Papers, Economic Policy Series, 1992, Number 34.

④ 20世纪60年代之前，全国平均财政补助约占医院全部支出的20%左右。实行"全额管理、定项补助、预算包干"后，在当时低工资的条件下，全国补助水平提高到约占全部医院开支的35%左右。张元红：《农村公共卫生服务的供给与筹资》，http://www.usc.cuhk.edu.hk/wk_wzdetails.asp? id=3873，2008年2月3日。

⑤ 中国政府将事业单位定义为：凡是直接从事为工农业生产和人民生活等服务活动，产生的价值不能用货币表现，属于全民所有制单位的编制，列为国家事业单位编制。《国家编制委员会关于划分国家机关、事业、企业编制界限的意见》，1965年。

自主权。保证医院正常运行的财政资金由政府拨付，医院院长等领导由政府卫生行政部门任命，院长也有行政级别或官职，医院没有独立的人事权。公费医疗和劳保医疗制度使得医院可以获得一部分收入。

　　另外，医院执行政府制定的远低于成本的服务价格，这意味着医疗机构承担着"政策性负担"[①]。"政策性负担"是林毅夫等在分析国有企业时引入的概念。林毅夫及其合作者认为，国有企业所承担的"政策性负担"[②] 无疑增加了国有企业经营的成本，是形成企业预算软约束[③]的根本原因。政府为了让这些承担政策性负担的国有企业继续生存，就必然对国有企业进行事前的保护或者补贴，但是由于信息不对称，政府无法确知政策性负担给企业带来的亏损是多少，也很难分清楚企业的亏损是政策性负担造成的还是由于企业自身管理不当或是企业经理人员的道德风险造成的。在激励不相容的情况下，企业经理人员会将各种亏损，包括政策性负担形成的亏损和道德风险、管理不当等造成的亏损都归咎于政策性负担。在政府无法分清楚这两种亏损的差别，而又不能推托对政策性负担所造成的亏损的责任的时候，就只好把企业的所有亏损的责任都担负起来，在企业的亏损形成后又给予事后的补贴，因此形成预算的软约束。由于事后的保护或者补贴的可能性的存在，更加重了企业经理事情的道德风险。[④] 国有医院具有与产生预算软约束的国有企业共有的特性。[⑤]

　　主观认知：医院是国家所有，国家既然负责收支保障，只需按照政府要求经营就可以了，即贯彻政府的决策，让城市居民能够获得医疗服务。

---

　　①　国有医院承担的政策性负担不仅表现在医疗价格远低于成本，国有医院还要完成政府交办的其他任务，比如组织医生下乡开展医疗服务等，这些服务往往是不被支付报酬的。

　　②　战略性政策负担和社会性政策负担。

　　③　预算软约束是科尔奈（Kornai）（1980）在分析社会主义经济时所提出的一个概念，它描述的是政府不能承诺不去解救亏损的国有企业，这些解救的措施包括财政补贴，贷款支持等。[匈] 科尔奈：《短缺经济学》，张晓光、李振宁等译，经济科学出版社 1986 年版。

　　④　关于此处的详细论述请见林毅夫等《政策性负担、道德风险与预算软约束》，《经济研究》2004 年第 2 期。

　　⑤　赵亮等：《预算软约束对国有医院体制改革的影响》，《中国医院管理》2006 年第 6 期。

最优策略选择：作为提供医疗服务的机构，他们的经费主要来自财政部门的卫生事业拨款。他们向合同医疗单位（行政、事业单位和国有、集体企业）的职工提供医疗服务所支出的费用，有一部分由合同单位的公费医疗费用抵付，如药费、治疗费、病房费等，另一部分由医院本身来自财政部门的卫生事业经费支付。还有一小部分来自医院的收费收入，如自费病人交付的费用，药品的批零差价收入等。医院与职工单位的结算，实行按服务付费，这种结算方式存在着刺激医院提供过度服务的可能。但政府对医疗服务机构实行严格的规制，包括价格控制、资源配置和经费使用（包括决定并保障医生收入水平）等方面的限制，虽然医院以低于成本的价格提供医疗服务，但由于医院除去收入后的全部支出由国家财政承担[①]，因此，医院没有动力去刺激病人过度消费，更不会去关心经费使用和医院的经营状况[②]。

（三）医生

环境参数：医生是国家事业单位职工，医疗机构卫生人员作为国家职工，其编制和每个人的职务、工资晋升等权力都由上一级领导机关决定。

医生的主观认知是：按照国家政策向病人提供医疗服务。

医生最优策略选择：医生的博弈行为很大程度上受到医院激励机制的驱动和影响，由于医院缺乏自主经营权，缺乏分配权，从而缺乏激励制度的设计和实施，而同时，医生工资水平由国家规定，并由国家财政对他们的工资给予保障[③]，与所属医院的经营绩效并无关系。既然国家决定并保障了他们的收入，那么他们就没有动力去为了增加收入而提供给病人过度医疗服务。

（四）国有单位

这个时期的公费医疗费用由卫生行政部门管理并直接划拨给医疗部门，行政和事业性单位不需要支付医疗费用，不会关心医疗费

---

① 董辅礽：《改善公费医疗制度的管见》，《中国卫生经济》1983年第3期。
② 即使政府规定了医院可以动用药品购销差价15%的加价权，取得的收益归医院所有，医院和医生也都没有动力去利用药品加价销售的政策来诱导患者消费，因为医院缺乏经营自主权，并且医生收入不会因患者支出的增加而增加。
③ 即包工资的"定项拨款"。

用使用情况。企业单位虽然要为职工支付医疗费用，但由于企业的盈利状况由政府财政予以软预算约束，所以，最终企业无须担心医疗费用的来源。

（五）病人

环境因素：公费医疗和劳保医疗制度所提供的病人近乎免费得到医疗服务。

私人信念：社会主义国家，医疗服务作为一项体现制度优越性的福利措施，公民应该免费享用。

策略选择：免费医疗保健系统覆盖的许多患者倾向于要求提供比他们真正需要的更多的药物，以帮助那些未被系统覆盖或仅部分覆盖的家属或亲属。

但是这样的道德风险变现是有限的。就供给方而言，医疗服务提供者缺乏提供过度医疗服务的动机。就医疗服务的需求方而言，大多数工作单位都有自己的诊所，员工可以获得大多数门诊服务的治疗和药物。如果对疾病的治疗超出了诊所的能力，患者将被转诊到一家合同医院。单位领导可以从诊所获取有关其员工健康状况的信息。因此个人过度消费医疗保健服务很容易被识别和控制。[①]

自费病人自己要负担全部的医疗费用。由于各种医疗服务机构的人员工资、基础设施以及医疗设备投入主要来自政府资金，药品价格也受到政府的严格控制，因此，医疗服务体系在提供基本医疗服务的同时，也具有转移支付和医疗费用保障的功能，即使是未参加医疗保障的自费病人，看病时也已经获得了政府公共投入的补贴。

三　Herder-Dorneich 结构模型中的调控机制分析

根据上述各个博弈主体的博弈结构分析，我们可以得出以下 Herder-Dorneich 结构模型中的调控体系。

---

① Yu, W. & Ren, M., "The Important Issue of Enterprise Reform: Health Care Insurance System", in G. J. Wen & D. Xu (Eds.) *The Reformability of China's State Sector*. Singapore and London: World Scienti. c. 1997, pp. 436 – 437.

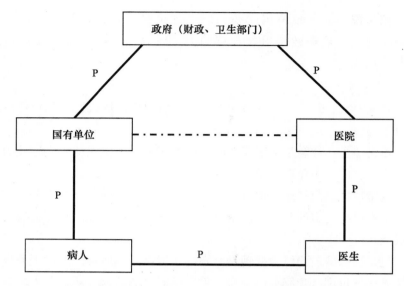

图 3—5　改革前，Herder-Dorneich 结构模型的调控机制

注：P：计划调控机制。

资料来源：根据 Herder-Dorneich 结构模型自绘。

　　政府的卫生部门和财政部门对医疗服务的供给方，包括医院和医生实行高度的集中计划管理方式，控制了医疗机构的人事、财政和运营；按照计划分配给各个单位福利资金。医生和医院的关系是典型的计划经济下的终身制，医院没有雇佣和解聘医生的权利，医疗服务价格由政府制定。公费、劳保病人必须到指定医院就诊。行政、事业性单位与医院不发生关系，企业单位与医院只是医疗费用支付关系，企业单位无法对医院、医生提供的医疗服务进行有效的监督。在图 3—5 中用虚线表示。

　　整体的制度框架是显明的高度集中的计划体制。在这样的体制下，不存在医疗服务市场，所以也就不会产生市场失灵。但正由于国家对医疗服务供给的包办，使得医疗服务需求方存在道德风险，表现为过度消费医疗资源，但正如前面所分析过的，这样的过度行为是有限的。

第三节　制度起源及其互补性

一　作为共有信念系统的改革前中国城市医疗服务递送体系

中华人民共和国成立，即把卫生事业的性质定义为社会福利事业，国有医院以远低于成本的价格，向城市居民提供医疗服务。为了提供足够并且低廉的医疗服务，政府一方面将城市医疗机构公有化，并且对国有医院提供直接的财政补偿，以保障公立医院的正常运行；另一方面，通过公费医疗制度和劳保医疗制度，保障职工就诊。政府凭借其强大的政治动员、组织、控制能力，对社会进行意识形态上的灌输，同时通过一系列的组织形式以及相应的财政保证方式，贯彻信念的实施，确保医疗机构能够实现政府的既定目标。在这个体系中的其他博弈方，即职工所在单位、国有医院和医生，在政府强大的控制下以及财政保证下，都把医疗服务看作是政府把持下的社会福利事业。

综合以上分析，改革前的城市医疗服务递送体系中的共有信念，就是政府所倡导的医疗服务是一项社会福利性的事业，以保障城市居民，尤其是城市职工能以低廉的价格享受到足够的医疗服务。所以，改革前作为共有信念的中国城市医疗服务是一种政府高度主导的社会福利事业。在这样的信念之下，医院和医生不会把医疗服务活动与创造额外收入联系起来，职工单位、医院和医生也没有动力去制约病人的浪费行为，在有中央财政予以补贴的情况下，地方政府约束医疗费用的动力也不足。

二　制度起源及其互补性

任何一个国家的医疗制度都镶嵌在该国特定的政治、经济制度环境中。1949 年，中华人民共和国成立，在国家战略层面，中国选择了赶超式的发展战略。在分配领域，通过低工资的方式，国家试图获得更多的发展资金。在这样的情况下，医疗服务的社会福利性，就不仅仅是作为一条政治口号，同时，也是配合国家的发展战略，满足低工资的职工基本的医疗服务需要。医疗卫生服务是一个资本密集型和知识密集型的产业。中国是资本相对稀缺、劳动力相对富余的国家，同时，由于服务于赶超型的发展战略，实行低工资、低消费的政策，两者共同作用，必然形成压低医疗服务价格、卫生原材料价格和医务人员的收入，以达到降低对医疗卫生的投入和经营成本，并且维持国有医院的地区垄断地位，严格限制其他资本的进入和竞争①。

政府因此而面临两难境地，一方面要压低医疗服务的价格，以凸显医疗服务的社会福利性；另一方面，医疗服务作为生产性活动，如果收不抵支，它势必缺乏可持续性。作为解决办法，除了对医院进行财政补助，另外在药品经营上给医院特殊的政策，允许实行加价销售给病人。政府希望通过药品收入，医院可以解决部分亏损问题，以减轻政府的财政负担。为了避免医院的过度收费行为，政府对医院的财务资金进行全面的控制（即实行全额管理）。

由于政府对药品的生产和流通领域严格控制（包括定价控制），所以，药品加价销售的政策给医院带来的收入有限。在政府三次降低医疗服务价格之后，医院通过收费进行补偿还是很有限的。为了保证医疗服务的提供保持在低价位，政府只有对医院保持适当比例的财政拨款，才能保持医疗服务的持续性②。在政府对医疗服务机构提供财政拨款的同时，政府也向城镇职工提供公费医疗费用和劳保医疗费用，即对城镇职工几乎实行免费医疗③，这导致医疗费用不断上涨超支，相应地，费用标准不断提高④。这也要求，为了维持对城镇职工

---

① 赵亮、王立华：《竞争优势、比较优势和国有医院的战略选择》，《中华医院管理》2003 年第 12 期。

② 文献分析结果表明，在公立医院要承担大量社会功能的情况下，国家对公立医院的补偿数额要达到医院支出的30%以上，即全额保障医务人员工资的情况下才能维持医院在不偏离既定目标下的基本运营。参见周海沙等《我国公立医院政策演化评述》，《中国医院管理》2005 年第 8 期。

③ 顾昕、高梦滔、姚洋：《诊断与处方——直面中国医疗体制改革》，社会科学文献出版社 2006 年版，第 77 页。

④ 其中，20 世纪 50 年代初劳保医疗卫生经费的提取比例为工资总额的 6% 左右，1969 年提高到 11%；公费医疗费核准定额，1961 年以前为每人每年 18 元，1979 年提高到 70 元。国务院发展研究中心课题组：《对中国医疗卫生体制改革的评价和建议——报告四：城镇职工医疗保障体制的回顾与展望》，《中国发展评论》2005 年增刊第 1 期。

的免费医疗，政府的财政制度安排要能够支持这种不断上涨的公费和劳保医疗费用。

由于政府控制了医疗机构的财务状况，并且将医疗收费价格远远控制在成本以下，导致医疗系统运作的低效率。我们关注的是，为什么在改革前这种低效率能够持久存在？青木昌彦用制度互补性解释这种低劣的帕累托制度安排。

在青木昌彦看来，在某个域（domain）流行的制度从其他域的参与人的角度看，只要其他域的参与人把该域的制度看作参数，超出了自己的控制范围，它们就构成一种制度环境。某个域的参与人面对另外域的制度参数做出的策略决策实际上也会对另外域的参与人的决策和制度产生反馈作用，反之亦然。制度间共时性相互依赖可能会作为每个博弈域的均衡结果出现①。当制度安排反映了具有互补性的均衡策略，制度也就具有互补性②。当不同域存在制度互补性时，帕累托低劣的整体性制度安排有可能出现和延续。

当时中国作为支撑医疗体系运行的正是"统收统支"的财政制度安排：政府的收入和支出是统一的（unified），理论上，政府控制了所有类型的收入，分配所有的公共支出。基于各个地区的收入和支出状况，政府决定了流向和流出中央的转移支付，一些地区按照收入的一定比例上缴，一些地区接受了补贴。

在这种财政体制下，公费医疗费用来自地方各级财政，企业劳保医疗费用依赖企业福利基金，实行政企不分的统一预算制度。各个公立医院的资金，收不抵支的部分全部由各级财政负担，各级财政全部上缴中央，所需预算全部由中央拨付。这样，中央财政最终为所有的医疗费用的收不抵支进行弥补，存在事实上的国家、地区、行业层面的费用统筹。

可见，不仅对医疗服务的供给方，而且对需求方，都是整体性的财政制度安排起到了支撑作用。所以说，对城市医疗服务体系起到互补性制度支持的是政府的财政制度安排。

---

① ［日］青木昌彦：《比较制度分析》，周黎安译，上海远东出版社 2001 年版，第 225 页。
② 同上书，第 22 页。

青木昌彦同时认为在存在制度互补性的条件下，跨域的均衡制度安排之所以存在，取决于嵌入的社会资本的分配和出面捆绑的集成性参与人（内部的或第三方）的组织能力①。

计划经济时期，政府对社会各个领域的动员能力、控制能力极强，社会组织化水平很高。对城市卫生服务体系进行统一规划、组织和投入建设。政府确保各种医疗机构的人员工资、基础设施以及医疗设备投入所需要的资金②。对于公费和劳保医疗所覆盖的企业，他们更是属于政府所有，由政府予以安排。

零价格的医疗服务刺激了不合理的医疗需求，使一部分消费者的消费行为发生偏差，医院和医生则只管提供服务，在医疗服务的提供者和消费者都不承担费用责任的情况下，医疗经费逐渐超支。针对这种情况，当时多次采取的措施主要是限制消费者，办法是限制准许报销的药品种类。③ 这些，只是对现存制度进行边际上的制度修正。但这种相当幅度小的调整，并未触及病人免费就诊的制度根本。

第四节　制度绩效分析

一　城市医疗服务体系得到的发展

计划经济时期，城市医疗体系得到了很大的发展，也起到了很大的作用。

表3—3反映出，与中华人民共和国成立之初相比，医疗服务供给方，包括机构数量和医生数量都得到了很大的发展，人民的平均寿命延长，新生婴儿的死亡率降低。

---

① ［日］青木昌彦：《比较制度分析》，周黎安译，上海远东出版社2001年版，第228页。

② 国务院发展研究中心课题组：《对中国医疗卫生体制改革的评价和建议》，《中国发展评论》2005年增刊第1期。

③ 1965年由卫生与财政部共同规定，职工看病时个人缴纳挂号费0.1元，以期能和个人利益适当结合，节省公费医疗开支。1974年，卫生部会同财政部又规定了某些非治疗必需的营养滋补药品由个人负担。转引自卫生部《中国卫生统计年鉴》1983年，第357页。

表3—3　　　　　　　　　　　计划经济时期的医疗发展

指标	年份	
	1949	1979
医院总数（家）	2803（1950）	9902（1980）
医院病床总数（张）	99800（1950）	1195750（1980）
医生总数（人）	380800（1950）	1153234（1980）
护士总数（人）	37800（1950）	465798（1980）
每千人口的医生数量（人）	0.67	0.95（1975）
每千人口护士人数（人）	0.06	0.41（1975）
每千人口床位数（张）	0.18	2.02（1980）
预期寿命（年）	35	67.9（1981）
每千人中的婴儿死亡率（%）	200	48（1975）

资料来源：《中国卫生统计摘要》，历年。

　　但由于医疗服务收费标准偏低，造成医院医疗条件窘迫。卫生部报告描述了当时的情况：由于大量赔钱，使医院处境十分困难，日子很不好过。这份报告称，医院房屋破旧，无力维修，不少老医院年久失修，破损更为严重，已无法修理；仪器设备陈旧落后，不能更新，连常规设备也不配套；被服家具破烂，卫生状况很差，许多城市大医院都没有住院病人穿的衣服，许多地、县医院医护人员的工作服都保证不了。[①]

　　县级以上医院的规模大小极不平衡。1980 年对 9478 所县级以上医院分析，平均每院拥有 120 张病床，但拥有 301 张及以上病床的医院共计 704 所，只占 7.4%，101—300 张病床的医院 3398 所，占 35.8%，100 张病床以下的小医院 5371 所，占 56.7%，还有 5 所医院无病床，占 0.1%。可见医院建设的任务是十分艰巨的。[②]

二　公平性

　　在中央财政集权体制下，所有的地区理论上可以接受中央政府的转

---

　　①　《中国医院运营陷入泥潭钱不够还是效率低》，《瞭望新闻周刊》2007 年 3 月 1 日。http://www.gxinfo.gov.cn/news/content.asp? news_id=85930&theclass=2，2008 年 2 月 7 日。

　　②　卫生部：《中国卫生统计年鉴》1983 年，第 192 页。

移支付，贫穷的地区可以接受来自中央政府的转移支付，以均等化各个地区的人均卫生费用。公费医疗和劳保医疗制度一直存在着对患者的约束不足及一定程度的资源浪费。研究表明，那些拥有某种医疗保险的居民，他们对医疗服务的利用，比并没有任何形式医疗保险的居民要高、平均住院日要长。一般说来，被公费医疗和劳保医疗覆盖的居民，他们与没有任何保障形式的居民比较，更加可能过度使用医疗服务资源。[①]

三　医疗服务可及性、效率及质量

1979 年，医院病床使用率是 81%，1980 年是 82.5%，1980 年平均住院日是 14.5 天。缺乏可信的数据，证实改革前城市医疗服务的可得性与可及性（accessibility and availability），但由于公费医疗和劳保医疗覆盖了城市 70% 左右的居民，没有被覆盖的居民所面对的也是远低于成本的医疗服务价格，所以，有理由相信，对于绝大多数城市居民而言，医疗服务是可以获得的。

与计划经济下其他提供商品的系统一样，中国的免费医疗保健系统经常在医疗保健服务方面出现短缺。在 20 世纪 70 年代，在许多中国城市，排队看医生进行门诊治疗的问题非常严重。[②] 另外，总体投入和专业技术教育赶不上医疗服务体系的扩张，致使医疗卫生服务的总体技术水平以及服务效率是比较低的。该系统提供的服务质量也很低，消费者别无选择。简而言之，该系统在经济上效率低下。

---

① Gu Xing Yuan, Tang Sheng Lan, "Reform of the Chinese Health Care Financing System", *Health Policy*, 32（1995）181 - 191.

② Whyte, M. & Paris, W., "Urban Life in Contemporary China", Chicago: University of Chicago Press, 1984.

第四章

中国城市医疗体制制度变迁的启动

——改革的第一阶段：1978—1984 年

青木昌彦认为，当现行的决策规则相对人们所希望的来说，并不能产生令人满意的结果时，参与人将会较大幅度地修改或重设规则系统，尤其是搜寻和试验涉及扩大决策启用集合维度的新决策规则。并分析出，这种"认知危机"达到临界规模，可能在环境发生巨大变化，比如具有强大互补性的临近域出现大规模的制度变迁，或者后果函数的政策参数发生了变化，从而连同客观博弈结构的内部均衡的结果的影响积累到一定阶段的时候。①

由于作为互补性的统收统支的财政制度的支撑，以及政府的强大控制力及其对卫生的信念，改革前的城市医疗服务递送体系虽然存在低效的问题，但得以维持均衡。可是一旦统收统支的财政制度安排发生了制度变迁，或者其他外界环境，比如城市医疗服务递送体系所嵌入的整体性的社会政治、经济环境发生了变化，那么这种均衡将被打破。

第一节　制度变迁的起因：作为参与人的政府的主观博弈模型的变化

一　推断规则的变化：环境变化和互补性制度的改变

1978 年党的十一届三中全会，确立了以经济建设为中心。各个领

---

① 　［日］青木昌彦：《比较制度分析》，周黎安译，上海远东出版社 2001 年版，第 243 页。

域开始讲求经济效益。卫生领域医疗机构的经济效益问题得到了重视。另外，作为互补域的财政体制开始进行财政分权化的改革，国务院决定从 1980 年起，对各省、市财政试行"划分收支，分级包干"的办法，中央政府不再为各级医疗费用最终支付，在给地方政府和国有企业以更多自主权的同时，也加强了他们的预算约束。从"软预算约束"到"硬预算约束"的转变破坏了事实上的全国统筹，使得单个国企和地方政府开始承担为雇员的卫生保健筹资。

二　政府的"认知危机"

作为参与人的政府（卫生行政部门）在经济改革意识指引的大环境下，开始重视医疗领域的经济效益，以前的医疗服务机构的效益低下和医疗消费过程中的浪费现象得到了重新审视。

（一）政府的信念变化及对其他人策略的预期

虽然政府重申"卫生事业属于社会主义的福利事业"，但开始强调医疗机构的经济效益。当时的卫生部部长钱信忠强调："各级卫生部门都要充分认识到，办卫生事业一定要把国家有限的经费管好用好，把该收的钱收回来。……运用经济手段管理卫生事业。"[1] 由此可以看出，与以前仅强调卫生事业福利性不同的是，政府一方面强调卫生事业的福利性，另一方面，开始强调要对卫生部门加强经济管理。希望通过加强对医院的经济管理，提高医疗服务的效率；通过加强对公费医疗的管理，约束过度消费医疗服务的行为。

（二）政府行动决策的选择：政策的改变

1. 对医疗服务供给方的改革

加强医院的经济管理，实行定额管理制度，即对医院实行"五定"，即定任务、定床位、定编制、定业务技术指标、定经费补助。国家对医院的经费补助实行"全额管理、定额补助、结余留用"的制度。将包工资的办法，改为按编制床位实行定额补助的办法。[2] 即按医疗实

---

① 《钱信忠同志在全国卫生厅（局）长会议上的讲话》，1979 年 3 月 22 日，载卫生部《中国卫生统计年鉴》1983 年，第 22 页。

② 卫生部/财政部/国家劳动总局：《关于加强医院经济管理试点工作的意见》，1979 年 4 月 27 日，http://law.lawtime.cn/d561076566170.html，2008 年 2 月 7 日查阅。

际完成的任务数（如门诊人次数、病床工作日等）或实际使用病床数定额补助或定项补助。

在收费价格上，区分出两种收费价格：提高对公费、劳保医疗病人的收费标准，实行按不包括工资的成本收费；对城镇自费居民收费标准不变，即仍然按照以前制定的低于成本的价格收费。①

对卫生事业费实行分级管理、预算包干。地方卫生事业发展所需经费由地方政府承担。各级政府负责本级卫生支出。

2. 对医疗服务需求方的费用改革

虽然出于维系对职工的公费医疗政策，公费医疗的标准仍然由中央政府制定，公费医疗费用的支付和改革前一样，由政府预算支付，尤其是来自财政部所专项指定的公费医疗基金支付。但是对于因对公费医疗病人收费标准调高，而导致公费医疗费用增加的部分由地方财政支付②。

为了约束卫生费用的支出，地方政府对地方上的医院实行定额拨款，对享受公费医疗费用的行政、事业性单位实行公费医疗费用包干，超支不补。成立专门的机构——公费医疗管理机构（挂靠在当地卫生部门），负责公费医疗管理③。管理方式已变为将公费医疗划归享受单位，实行"预算包干、结余留用、超支不补"，费用的支出与享受单位和个人经济利益挂钩，基本原则是国家吃大头、集体吃中头、个人吃小头④。支付方式则由消费者记账，享受单位按服务项目向医院结算支付的方式，转变为由消费者按服务项目垫付医疗费，再从公费、劳保医疗

---

① 《国务院批转卫生部关于解决医院赔本问题的报告的通知》，转引自医药卫生管理与执法网站，http://www.fm120.com/zt/law/laws/1/YYYLJGGL/XZFG/XZFG1003.htm，2008 年 2 月 7 日查阅。

② 同上。

③ 以前由公费医疗预防实施管理委员会负责管理，现在成立公费医疗管理机构，挂靠在当地卫生部门，主要负责公费医疗经费预算的编制和经费的管理使用。

④ 严兰绅主编：《当代中国改革大辞典》，中国社会科学出版社 1991 年版，第 411 页。个人承担比例各地不相同，如安徽安庆市规定：个人医药费超支，按 2∶2∶6 分担（个人、单位各 20%，地方财政 60%，三江侗族自治县规定，每次门诊费用，个人负担 20%，单位报销 80%，如果超支则由单位行政事业费解决。总的来看，个人负担门诊费用比例在 10%—20%。

中报销的支付方式①。

　　政府增加了新的参与人——公费医疗管理机构，试图改变博弈的结果，即增强对公费医疗费用管理的专业性。但作为政府专门性的公费医疗管理机构，实际起到的效果取决于意愿和能力。对同为政府部门的公费医疗经费使用进行监督，本身的监督意愿便已弱化，不仅如此，国有医院本身也属于政府所有。另外，就专业性角度而言，一个县的公费医疗管理机构所设置的公费医疗办公室往往仅有 2—3 名工作人员，要对本县上千名公费医疗病人就诊进行检查，它的能力也值得怀疑。并且，由于医疗服务的专业性导致的信息不对称，这种监督实际上是有限的。

　　以上分析可见，制度变迁的起因是：作为参与人的政府在经济改革的大环境下，重视医疗领域的经济效益，以前的医疗服务机构的效益低下和医疗消费过程中的浪费现象得到了重现审视；作为医疗筹资的强大互补域的财政制度开始分权化改革，中央政府不再作为各级医疗费用最终支付人，地方政府承担了卫生支出的责任，通过加强对医疗费用的管理，主要是控制消费者对医疗的消费行为以及强化对医疗机构的经济考核，试图控制卫生费用的支出。

第二节　改革初期的城市医疗服务递送体系的 Herder-Dorneich 模型表述

　　公费医疗服务递送：地方政府的财政部门，将公费医疗费用包干到各个行政、事业性单位。隶属于各级卫生行政部门（卫生局）的公费医疗办公室负责公费医疗的具体管理，包括费用分配和使用情况的监督。地方财政对医院的财政拨款，根据医院的床位数实行定额拨款，拨款数额往往固定多年不再变化。单位职工就诊时，需按诊疗项目（fee-for-service），自己先交付全部的医疗费用，然后凭收据回本单位报

---

　　①　李卫平：《公费、劳保医疗制度发展及改革方向》，《中国卫生经济》1991 年第 8 期。

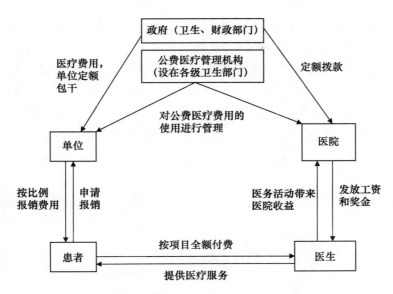

图4—1　改革初期，1978—1984年，Herder-Dorneich模型下
公费医疗服务递送体系

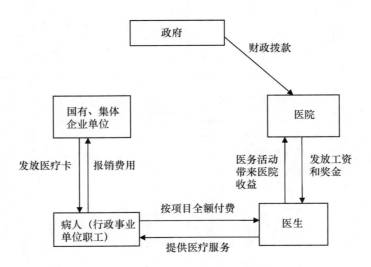

图4—2　改革初期，1978—1984年，Herder-Dorneich模型下
企业劳保医疗服务递送体系

销。在政府政策的引导下，医院开始实行各种形式的技术经济责任制，将医生、科室收入与医院收入挂钩（见图4—1）。

劳保医疗服务递送：与公费医疗患者一样，劳保医疗患者按不包括医务人员工资的成本价支付医疗费用，支付的方式也是病人先自行垫付，然后到所在单位寻求报销。与公费医疗不同的是，这个时期还没有让劳保医疗患者分担医疗费用，即让他们仍然享受免费医疗，独生子女全免，家属半劳保（见图4—2）。

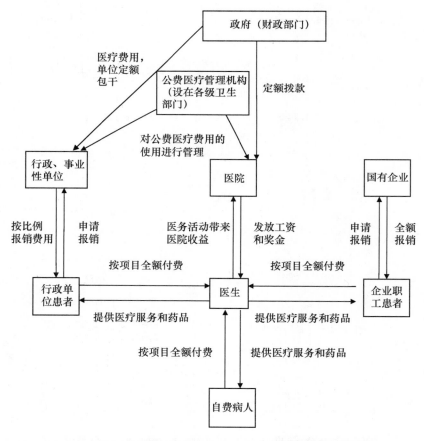

图4—3 改革初期，Herder-Dorneich 模型下中国城市传统医疗保障类型医疗服务递送体系流程

针对自费病人的收费价格没有变化，仍然是以前实行的远低于成本的价格。

囊括城市所有类型的患者的城市医疗服务递送体系的 Herder-Dorneich 模型可以表述如图 4—3。

第三节　参与人（除政府外）的
博弈结构分析

一　医院

环境参数的变化：封闭的计划经济被计划与市场相结合的调控所代替，当时称之为"计划为主，市场为辅"。1982—1983 年，大约 500 种工业品的价格由市场调控。其中，包括医用原材料物品。稀缺性的商品长期由政府控制其价格，一旦放开由市场控制，出现了价格快速上涨。[1] 黑龙江省卫生厅调查了胶布、纱布、脱脂棉、缝合线等 23 种医用卫生材料，1984 年价格比 1979 年平均上涨 37.8%，10 种医用表格印刷费用平均上涨 115.5%，11 种办公用品平均上涨 78.5%，10 种维修材料平均上涨 91%，劳保及被服用品平均上涨 81.6%，煤上涨 200%。[2]

医院的性质并没有改变，仍为政府设立的事业单位[3]。政府对医疗机构的财政补助方式由包工资的"定项拨款"变为根据编制床位实行"定额补助"。这个定额是按照当地财政承受能力（可供量）来适当确定，基本上是一定多年不变，由医院包干，结余留用，超支不补[4]。以

---

① 杨圣明：《中国经济改革的历程》，《百年潮》2004 年第 3 期。

② 卫生部、财政部、国家物价局联合调查组：《医疗成本调查及改革医疗收费的意见》，《中国卫生经济》1986 年第 6 期。

③ 按照对事业单位的定义，事业单位不具有营利的性质。

④ 比如广东省肇庆地区，广东省人民政府粤府办〔1982〕1302 号文规定："卫生发展经费由当地政府安排"，又省政府粤府〔1981〕25 号文，下达该省文教科学卫生事业经费年增长率为 10.97%。而按照省文件要求，卫生事业费的包干基数应该 1981 年由 203 万元递增到 1986 年 290.0796 万元，五年累计应拨款共 12638.331 万元。但肇庆地方财政规定自 1981 年起卫生事业费就实行"分级管理、预算包干、一定五年不变"的财政管理体制。1981—1986 年，地方财政累计拨款 970 万元。转引自谭棉章《卫生经费一定五年不变的办法不科学》，《中国卫生经济》1986 年第 12 期。

前，由于医疗服务定价低于成本，导致医院呈亏损状态，但由于医院人员的工资由政府财政专项保证，所以，医院亏损运行的结果是医院的医疗条件差，比如设备等缺乏更新。现在是定额，如果所定的定额标准比较低，有可能政府的财政拨款低于医院人员的工资水平。同时，定额就意味着政府财政下发后，如果医院仍然亏损，政府将不再予以财政补贴。价格政策上，政府允许医疗机构对公费和劳保病人按照不含工资的成本价制定收费标准。

改革前，政府剥夺了国有医院的一切权利。改革后，政府一方面对国有企业实行技术经济责任制，另一方面向国有医院下放了部分"分配权"，比如允许对医务人员发放奖金，允许对财政预算结存留用，要求医院实行技术经济责任制①。改革的初始阶段，政府对医院的放权仍然是有限的，具体表现在②以下几方面。

第一，医疗服务价格仍然由政府制定。因为服务价格低于成本，其结果是医院承担政策性负担。第二，用"人"方面，医院的人员完全是由卫生行政机关或国家安排，医疗卫生单位不能根据实际需要自由招聘，择优录用工作人员，不合格的职工也不能辞退。结果出现这样一些不合理的现象：想要的人才不给或没有，不需要的却又调配来了。第三，用"财"方面，政府对医院实行的是全额管理，医院的财务巨细都要请示上级批准。第四，用"物"方面，医院对医疗器械的供应，对已拥有物资的调剂处置，权力微乎其微。

医院的私人剩余信息及对其他参与人的预期：政府与医疗机构存在着信息不对称，关于医院的实际运行情况，医院的信息多于政府。当政府的财政预算拨款不足以保障医院的运行，医院谋求道德风险的动机就会愈加强烈。公费、劳保医疗患者在诊治过程中，希望得到超过实际需要的医疗服务和药品。

策略启用集的扩大：医院有了一定的自主权。由于政府对医院的大多数经营行为的绝对控制，使得医院的道德风险行为是有限的。来自政府的财政拨款被硬化，医院只有依靠医生的医务活动为医院增加收入。

---

① 即明确医院领导者、各个科室、岗位应尽的责任。
② 梁启聘：《谈医院的自主权问题》，《中国卫生经济》1984 年第 9 期。

于是，医院就有动力鼓励医生为医院带来更多的收入。

医院决策选择：医院主要在分配方面做了各种形式的探索，如实行奖金、卫生津贴的浮动，浮动工资和劳动提成、联劳计酬、基本分加减、技术经济责任制、超额劳动给予奖励等等，试图通过分配形式的改革，来调动医院各方面的医务人员的积极性，增加医院收入。

后果函数中最优决策的物质结果表现：医疗机构的收入水平的变化。虽然对公费和劳保医疗病人实行按不含工资的成本收费，并对部分收费项目进行了小幅度调整。但每所医院平均之后（将对自费病人的低收费标准计算在内），总体收费标准仍低于成本。

卫生部、财政部、国家物价局于 1985 年对一些省市的医疗成本和收费情况进行了调查，各级医院平均总收入均低于平均总成本。

表 4—1　　　　　**1984 年各级医院总成本与总收入情况**　　　（单位：万元）

	省级医院	市级医院	县级医院
平均每院总成本	708.5	462.2	124.9
平均每院业务收入	518.8	354.3	98.6
平均每院差额预算拨款	120.4	61.4	20.2
平均每院总收入低于总成本	69.3	46.5	6.1

资料来源：卫生部、财政部、国家物价局联合调查组：《医疗成本调查及改革医疗收费的意见》，《中国卫生经济》1986 年第 6 期。

二　医生

环境参数变化：医院加强了对医生的考核，实行了奖金制度，通过医生提供更多的服务来增加医院的收入。但在改革的初始阶段，奖金的幅度受到国家规定的限制，一般被限制在一个月平均标准工资额内[①]。

医生的私人剩余信息及对其他参与人的预期：主要表现为医疗服务行为中对于患者的实际诊断信息，及其相应应该提供的治疗行为和药

---

① 全年各项奖金的提取总额，最多不超过本单位职工一个月的基本工资额。参见卫生部、财政部、国家劳动总局：《关于加强医院经济管理试点工作的意见》，1979 年 4 月 27 日。

品，医生知道的要多于政府管理机构和病人。公费、劳保医疗患者在诊治过程中，希望得到超过实际需要的医疗服务和药品。

最优策略选择：在个人收入最大化的目标以及医院的一系列考核指标下，医生为提高工作效率，提供尽可能多的医疗服务和药品。但由于这个时候奖金数量有限，并且受到政府卫生行政部门的监督，所以，多余的医疗服务总体上数量有限。另外，由于医生的收入，尤其是奖金部分，来自医疗机构的财政盈余状况，医疗机构的效益好，那么相应地，医生的收入就可能增加，而医疗机构的收入主要通过医生的医疗服务行为实现，所以，医生和医疗机构在收入最大化方面，存在利益共同体的倾向。但由于医疗机构对医生发放奖金的数量受到政府的控制，所以，他们之间的利益共同体程度并不深。

后果函数中最优决策的物质结果表现：医生的人均年收入水平的变化如表4—2。

表4—2　　　　　　　　医生收入水平的变化　　　　　　　　（单位：元）

年份	基本工资	人均补助工资	福利费	收入总和
1979	543	80	57	680
1984	627	375	104	1106

　　资料来源：卫生部、财政部、国家物价局联合调查组：《医疗成本调查及改革医疗收费的意见》，《中国卫生经济》1986年第6期。

医生的年收入水平由1979年的680元，增长到1984年的1106元。

三　国有单位

环境变化：中央政府将一部分公费医疗费用的负担转嫁给了地方政府。以前对于公费医疗超支的部分，虽然由地方财政负担，但由于统收统支的财政制度安排，中央财政最终对超支的费用进行弥补，现在，公费医疗费用被各个行政、事业性单位包干，超支的费用由地方政府承担，由于财政制度实行分级包干，最终，过去由中央政府承担的超支费用也转嫁给了地方政府。中央对地方财政预算的加强，地方财政强化对各行政、事业性单位的公费医疗费用的预算管理，对这些单位的医疗费用实行"定额包干、结余留用、超支不补"的办法，将公费医疗费超支部分转嫁给各个行政、事业性单位。

最优策略选择：由于缺乏对医疗服务的监督、控制能力，行政、事业性单位只有通过约束本单位职工的医疗费用，来试图减少公费医疗费用的超支。在具体管理办法上，通过报销制，试图约束职工乱开药、乱就诊的行为。另外，采取门诊药费支出与个人利益挂钩①。有的实行个人自付的比例为 10%—20% 不等，结余归己，但对于超支部分仍实报实销②。对于超支的公费医疗费用，从行政事业费用中挤出一部分去弥补公费医疗的差额③。

由于这些机构大多为政府行政部门，或者是事业性单位，资金仍然来源于政府预算拨款，所以，没有人真正对超支的部分负责，这就意味着没有人真正去约束超支的费用。

企业单位：1980 年国有企业开始改革，主要措施是扩大企业自主权，提供物质诱因，促进企业提高经济效益。同时加强对企业的预算约束。企业为职工及其家属支付的医疗费用属于企业的福利费开支，由企业自己解决，劳保医疗成为单位保险。

国有企业改革使得国有企业经济效益普遍好转，企业财务状况可以承受职工劳保医疗费用，所以，这个时期，企业对职工劳保医疗管理上做出的改革很少，基本还是对企业职工的医药费不用职工个人负担，独生子女全免，家属半劳保。

四　病人

公费医疗病人：针对公费医疗病人的收费标准提高了，病人现在需要支付一定比例的费用了，但比例很小，并且超支可以报销。所以，共付机制同病人个人利益挂得不紧，只一定程度约束门诊药费的使用，对检查、住院和其他治疗费的支出没有约束作用。这样，公费医疗病人仍然会发生过度消费医疗服务行为。另外，报销制意味着职工要自己先垫

① 汪少华等：《改进两种收费促进医疗事业发展》，《中国卫生经济》1985 年第 9 期。
② 荣英敏：《三种公费医疗管理方案比较》，《中国卫生经济》1987 年第 3 期。
③ 于杏林：《公费劳保医疗制度改革利弊析》，《中国卫生经济》1988 年第 4 期。

付所有的医药费，然后到单位申请报销。这对于工资水平比较低，从而经济实力差的患者而言，看病的难度加大了①。

劳保医疗病人：与公费医疗患者一样，劳保医疗患者按不包括医务人员工资的成本价支付医疗费用，支付的方式也是病人先自行垫付，然后到所在单位寻求报销。与公费医疗不同的是，这个时期还没有让劳保医疗患者分担医疗费用，即他们仍然享受免费医疗。所以，劳保医疗病人仍然会发生过度消费医疗服务行为。

医疗机构和医生出于增加收入的目的，而向病人，尤其是劳保医疗病人和公费医疗病人提供超过实际诊疗需要的医疗服务和药品，正好迎合了公费医疗病人和劳保医疗病人的需要和心理。

自费病人：针对自费病人的收费标准没有变化，收费标准低于公费医疗病人和劳保医疗病人的按照不含工资成本的收费标准。所以，医疗服务的提供者更愿意向公费、劳保医疗患者提供过多的医疗服务。

病人后果函数中最优决策物质结构的表现：对医疗服务的利用情况可见，对医疗服务的利用上，公费医疗病人和劳保医疗病人比自费病人的利用率要高。

表4—3　　　　　1985年城市各类病人对医疗服务的利用　　（单位：%）

医疗保障类型	两周就诊率	年住院率
公费医疗	15.74	6.18
劳保医疗	15.47	5.67
部分免费	13.98	4.38
自费医疗	11.89	3.10

资料来源：《中国卫生统计年鉴》1985年。

---

①　虽然这个时期医疗条件有限，高、精、尖的医疗设备很少，大多为常用医疗设备，所以价格水平并不高，一般的职工还可以支付得起，但是这样的改革为后期，由于医院采用高科技的设备，而设定的高价位的医疗服务，对于普通的职工来说，要先行垫付这些费用，经济上的难度就出现了。

第四节 Herder-Dorneich 结构模型中的调控机制分析

政府对医疗机构有限放权,但仍掌控着人、财、经营等权力。所以政府对医疗服务供给方仍是计划调控机制。政府开始对国有企业进行改革,逐步使之成为自负盈亏的市场主体,但企业所有权仍属于政府。医院出于提高经营效益而对于医生实施有限的激励政策,这表明,在医院的经营活动中,开始引入市场因素。公费医疗管理上,享受者开始承担小部分的费用,共付机制被引入。医院对医生的激励政策使得医生存在诱导病人过度消费的动机,但政府仍然对医院存在很强的控制力。通过这种控制,政府制约着医疗机构对患者的诱导需求。

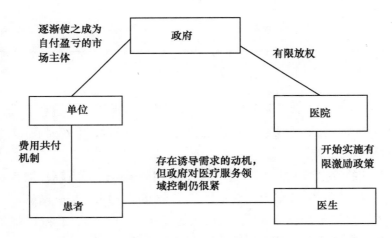

图4—4 改革初期城市医疗服务递送体系的 Herder-Dorneich 结构模型

从图4—4中整个制度框架来看,仍是明显的计划体制调控,与以前不同的是,供需双方都采取了一定的经济手段,医疗服务供给方出现了诱导需求的动力。

第五节　制度绩效分析

一　医院服务效率提高，但医院亏损的局面没有改变

卫生部门综合医院病床使用率如表4—4所示。

表4—4　　改革初期卫生部门综合医院病床使用率和平均住院日

年份	病床使用率（％）	平均住院日（天）
1978	82.4	14.3
1979	82.5	13.8
1980	85.7	13.7
1981	86.8	13.9
1982	89.0	14.0
1983	90.1	13.8
1984	87.8	14.9

资料来源：《中国卫生统计年鉴》，历年。

以卫生部门综合医院为例，病床使用率自改革以来一直在上升，但1984年有所下降；平均住院日也是如此，一直降低，但也是在1984年有所提高。

医院的亏损局面没有改变。据统计，1979年全国医院亏损5.8亿元，1984年亏损9.5亿元，五年增长了63.8％。1984年全国省市级医院成本亏损率平均为9.8％，地市级医院平均为10％，县级医院平均为4.8％。[①]

二　公费、劳保医疗病人医疗费用开始大幅上涨

公费医疗费用和劳保医疗费用缺乏有效的控制机制。由于医疗服务供给方存在经济激励，国有单位职工医疗费用由1978年的人均35.46

---

① 戴璋：《谈解决医院亏损的途径》，《中国卫生经济》1986年第4期。

元，增长为 1985 年的人均 63.61 元。

表 4—5　　　　　　　　　　公费、劳保医疗费用的增长

年份	国有单位医疗费用支出总额（亿元）	政府财政支出总额（亿元）	医疗费用增长指数	政府财政增长指数
1978	26.2	1122.09	100	100
1980	36.4	1228.8	139	110
1981	39.0	1138.4	149	101
1982	44.4	1230.0	169	110
1983	50.0	1409.5	191	126
1984	55.4	1701.0	211	152

资料来源：《中国劳动统计年鉴》，历年。

三　总结

改革开放初期，政府强调医疗机构要注重经济效益，并给予了医疗机构一定的经营自主权，仍保持对医疗机构的高度控制，同时加强对医疗机构的财政预算约束。医疗机构开始依靠业务收入来弥补支出。对医疗服务需求方的改革主要表现在公费医疗方面，要求享受者个人自付一定较小比例的医疗费用。

改革的结果，由于医用原材料价格放开导致其价格上涨，而医疗机构仍然执行政府制定的低于成本的价格，使得医疗机构出现了全行业的亏损。

第五章

中国城市医疗服务递送体系改革的
第二阶段：1985—1992 年

  1978 年到 1985 年的医疗改革由政府主导，主要在公费医疗方面，通过控制消费方，试图减少浪费现象；对国有医院实行技术经济责任制和定额拨款，试图强化国有医院的经济核算，扭转国有医院亏损的局面。在这期间，外界环境也在变化着。与医疗服务关系密切的原材料如药品、低值易耗品等价格飞速上涨，以及医务人员收入的增加，引起医疗服务成本上升。与此同时，医疗服务依然严格执行政府规定的价格，导致国有医院出现全行业的政策性亏损。

  可见，源自政府所有的国有医院亏损的"认知危机"并没有由于改革措施的实施而减弱，相反，由于外界环境和互补域制度的变化，"制度危机"反而加强了。于是，政府重新审视其行动集合，修改或重设规则系统，搜寻和试验涉及扩大策略启用集合维度的新决策规则。

第一节　政府主观博弈模型的变化

一　推断规则的变化：环境、互补性制度的改变

  财政分权制改革进一步加强，并且财政分权产生的有利于地方财政而不利于中央财政的效应已经显现。1988 年制度化了的财政包干体系结构给地方以强有力的激励去促进经济增长，但是此结构也限制了中央从此增长中充分收益的能力。这导致财政集中度下降，中央政府财政汲

取能力不足，导致中央卫生支出下降。而地方政府却不愿意弥补这种政府卫生支出的缺口，地方政府通常更关心经济发展，而不愿意投资卫生事业。① 另外，地方政府只有有限的资金去分配给那些低水平的医疗机构，以及一些类型的卫生项目，尤其是复杂的，或者是涉及好几个行政区的项目。②

另外，国有企业的改革，企业改革在进一步深化，1985 年，实行承包经营责任制，在合同以内给予了企业更多的经营权限，同时要求企业自主经营、自负盈亏。企业间效益差异开始出现，导致对职工的保障能力和水平存在差异，部分困难企业无力支付职工医疗费等问题迅速显现。同时，其他类型的企业，包括私人企业、个体经济、合资企业也开始出现。

经济改革的成效逐渐显现，人们的生活水平得到提高，收入增加。城镇居民人均年收入由 1978 年的 446 元增加到 20 世纪 90 年代初的 685 元。

二　行动集合的变化

在医院面对医疗成本上升，医院收费价格偏低而呈现经营亏损的情况下，政府可以通过增加对医院的财政拨款力度，弥补医院的亏损，保证医院的正常经营。也可以继续扩大医院的经营自主权，给予医院发展的政策，把医院发展的责任推给医院，让医院依靠自身的经营行为，弥补这种亏损。目的是试图让现有的医疗服务递送体系更有效率地运行，以满足不断增加的医疗服务需求，同时，找到新的办法，扩大医疗服务递送的资金来源。

三　政府的信念及对其他参与人决策的预期

政府仍然坚持着卫生事业的福利性：卫生事业是福利事业，卫生事业单位不以营利为目的，不承担国家积累，要保本经营，取之于民，用之于民；要管好用好国家划拨的卫生事业经费，实行增收节支，减少浪

---

① Tony Saich：《盲人摸象：中国地方政府分析》，《经济社会体制比较》2006 年第 4 期。

② Yu Dezhi, "Changes in Health Care Financing and Health Status: The Case of China in the 1980s", Innocenti Occasional Papers, Economic Policy Series, 1992, Number 34.

费；要加强经济管理，讲求经济效益。①

政府认为医疗服务提供者，包括医疗机构和医生，应在政府的政策之内，在保证医疗机构正常运转的情况下，不以营利为目的，保证居民的医疗服务需求。传统的公费、劳保医疗体制下，病人存在过度消费的行为。

四　政府行动决策的选择：政策的改变

青木昌彦认为，在制度危机下寻求新出路的过程中，参与人可以模仿在其他域已经成功的做法，吸取经验。② 作为改革主导方的政府，在医疗领域的改革，选择了模仿在国有企业领域改革已经初见成效的"放权让利"。国有企业"放权让利"改革所产生的新的管理方式给企业带来了生机和活力，企业职工获得了较好的福利待遇。受此启发，与改革初期政府仅仅有限下放分配权不同，这个时期，政府开始进一步"放权"——实行院长负责制和承包责任制，并且对于奖金发放的比例也逐渐扩大，最终完全由医院自行决定。模仿国有企业改革，而给予医院更多经营自主权的做法，同时也吻合了政府所面临的环境：财政上无法给予医院更多的支持，又希望医疗服务体现福利性，那么给予医院更多的经营自主权不失为政府的最优决策。

（一）对国有医疗服务机构的改革

1985 年国务院批转《关于卫生工作改革若干政策问题的报告》，1988 进一步颁布了《关于扩大医疗卫生服务有关问题的意见》。这段时期颁布的改革文件，具体内容可以概括为以下几点③。

（1）扩大医院自主权，实行院长负责制。上级卫生主管部门（主要指各级卫生厅、局）的作用也由过去实施直接和具体管理逐步改为实施间接和宏观管理。所下放的组织管理权力包括几个方面：一是人事权。除主要行政首长仍由主管部门任命外，中层部门领导基本都由各个

---

①　卫生部、国家中医药管理局（1987）：《"七五"时期卫生改革提要》。

②　[日]青木昌彦：《比较制度分析》，周黎安译，上海远东出版社 2001 年版，第 245 页。

③　国务院（1985 年 4 月 25 日）：《国务院批转卫生部关于卫生工作改革若干政策问题的报告的通知》；卫生部、财政部、人事部、国家物价局、国家税务局（1988 年 11 月 9 日）：《关于扩大医疗卫生服务有关问题的意见》。

机构自行决定，很多机构还对中层领导任用实施了聘任制，并引入了岗
位竞争机制；可以根据需要自主录用员工而不必再依靠政府分配，一些
机构还对新录用员工实施了就业合同制。二是业务活动自主权。医疗机
构可以结合政府确定的基本职能和目标，自主决定医疗服务内容和方
式，如增加或削减某些服务项目等等。与此相对应，各医疗服务机构也
可以自主决定内部科室设置并有权力进行调整。三是内部分配权。医疗
机构可以在国家既定的分配制度框架下，自主决定和调整内部员工的分
配方式及水平。四是财权。经费上实行定额包干或预算包干，各级卫生
机构对包干的经费和自有资金，有权自行支配。医疗机构基本可以自主
支配相关收入，用于医院发展和集体福利等等。

　　（2）收费制度方面，对一些新仪器、新设备和新开展的医疗诊治项
目，可按成本制定收费标准；对新建、改建、扩建后医疗条件好的医疗
单位，其医疗收费可适当提高；病房可以分等级，实行不同的收费标准。
"优质优价"成为卫生服务收费的原则。随着个人收入增加，在假设更多
人有能力支付更多费用的基础上，允许更高的价格用于一系列服务。①

　　（3）对医务人员待遇，进行工资改革。改变以前的职务等级工资
制度，即按照职务的高低确定职务等级的划分及工资标准。改行以基础
工资、职务工资、工龄津贴和奖励工资为主要内容的结构工资制度。②
允许医务人员从事有偿业余服务。医疗卫生人员超额劳动的收入提成，
计入奖金总额。逐渐放松医院发放奖金和业余服务的数额，奖金数额由
原来的不超过职工一个月的平均工资变为不超过职工四个半月的平均工
资，最终到对公立医院奖金总额不再进行限制，奖金的数额由医院自主
决定。③

---

　　①　Yu Dezhi, "Changes in Health Care Financing and Health Status: The Case of China in the 1980s", Innocenti Occasional Papers, Economic Policy Series, 1992, Number 34.

　　②　"基础工资"是国家对工作人员最低生活保障的部分；"职务工资"是按照干部职务高低、责任大小、工作繁简确定，是体现按劳分配的主要部分；"工龄津贴"是工作人员随着工龄的增长逐年有所增加的补充部分；"奖励工资"即奖金，主要是用于在工作中做出显著成绩的工作人员，有较大贡献的可以多奖，不能平均发放。以上解释内容参见庞雅莉、刘玉宽《关于医院基本工资收入与工资外收入问题的思考》，《中国卫生经济》1992 年第 5 期。

　　③　周海沙、李亚青、李卫平：《我国公立医院政策演化评述》，《中国医院管理》2005 年第 8 期。

（二）对公费、劳保医疗费用管理的改革

公费医疗方面，除了控制消费方的消费行为外，一些地方采取了公费医疗经费交医院代管，或由医院包干，或设立公费医疗门诊等控制医疗服务提供方的措施，即从控制消费者转到控制供给者——医院。① 试行医疗单位管理公费医疗经费的办法，按人员定额将经费的全部或部分包给定点医疗的医院管理。经费超支，由医疗单位、享受单位、财政部门三者合理负担；经费节约，由医疗单位用于改善定点医院的医疗条件。这种改革受到医疗机构的抵触。②

劳保医疗方面，1984 年后，劳保医疗管理方面的改革，主要是实行费用包干、与个人经济利益挂钩、节余提成、超支自理等。③

另外，政府意识到传统的公费、劳保医疗体制中，存在着医疗费用由国家和企业包揽，对供方需求缺乏有效的控制机制，由此存在过度利用医疗服务的现象。在医疗资源严重浪费的同时，还存在着某些困难企业职工医疗费不能报销的问题，尤其是一部分离退休人员，患重病时医疗费不能报销。同时，传统的公费、劳保医疗制度依托单位的财政状况，缺乏合理的经费筹集机制和稳定的经费来源。

1988 年 3 月，根据国务院指示，成立了由卫生部牵头，劳动部、财政部、国家体改委、全国总工会等八个部门参加的医疗制度改革研讨小组，下设办公室，开展日常工作，专门探讨公费医疗、劳保医疗制度的改革问题。1989 年 3 月，经国务院批准，在四平、丹东、黄石、株州四个城市进行医疗制度改革试点。1990 年四平市职工医疗保险制度改革方案出台，保险基金由国家、单位、个人共同筹集，国家机关、事业单位人均定额每年 80 元。④

在企业劳保医疗方面的试点包括，第一，针对单位统筹的传统筹资模式，部分地区试行离退休人员医疗费用社会统筹。一般做法是，参保

---

① 李卫平：《公费、劳保医疗制度发展及改革方向》，《中国卫生经济》1991 年第 8 期。

② 同上。

③ 山东省省志—卫生库，http：//www. shandong. gov. cn/art/2005/12/23/art _ 6376 _ 163340. html，登录时间：2008 年 4 月 3 日。

④ 劳动部社会保险事业管理局：《医疗保险解答》，2008 年 1 月 28 日，http：//www. lantianyu. net/pdf17％5Cts062010. htm。

企业缴纳的保险费由社会统筹机构统一管理，主要用于离退休人员的门诊、住院、去外地就诊的路费和统一组织的体检费。享受人员医疗费超过一定标准，个人要负担一部分费用。第二，针对单位统筹和单位包揽体制的弊端，部分地区试行职工（含离退休人员）大病医疗费用的社会统筹和小病费用的个人账户包干。一般做法是，参保企业按工资总额的 11% 提取在职职工大病医疗费用统筹基金，其中 5 个百分点左右存入职工个人医疗账户，3 个百分点左右作为企业调剂金，3 个百分点左右用于大病统筹。其中，个人账户基金和企业调剂基金主要由企业自行管理，大病统筹基金由社会统筹机构统一管理。①

五　政府后果函数中最优决策的物质结果表现：政府承担卫生发展责任的变化

卫生事业费作为评价政府对医疗机构重视和支持程度的重要指标。卫生事业费指政府下拨的用于卫生部门所属医疗机构的财政预算补助。用卫生事业费占政府财政支出的比重来衡量政府主观上发展卫生事业的意愿，用卫生事业费占卫生总费用的比例衡量政府在卫生上的投入，客观上政府所承担的对卫生发展的责任。

表5—1　　　　　　　　　　1980—1992 年卫生事业费的变化

年份	卫生事业费（亿元）	政府财政支出（亿元）	卫生总费用（亿元）	卫生事业费占政府财政支出的比重（%）	卫生事业费占卫生总费用的比重（%）
1980	28.34	1228.83	143.23	2.31	19.79
1981	30.56	1138.41	160.12	2.68	19.09
1982	35.02	1229.98	177.53	2.85	19.73
1983	38.8	1409.52	207.42	2.75	18.71
1984	44.39	1701.02	242.07	2.61	18.34
1985	50.31	2004.25	279	2.51	18.03
1986	59.55	2204.91	315.9	2.70	18.85

①　国务院发展研究中心课题组：《对中国医疗卫生体制改革的评价与建议》，《中国发展评论》2005 年第 1 期。

续表

年份	卫生事业费（亿元）	政府财政支出（亿元）	卫生总费用（亿元）	卫生事业费占政府财政支出的比重（%）	卫生事业费占卫生总费用的比重（%）
1987	59.45	2262.18	379.58	2.63	15.66
1988	66.63	2491.21	488.04	2.67	13.65
1989	74.39	2823.78	615.5	2.63	12.09
1990	79.47	3083.59	747.39	2.58	10.63
1991	86.44	3386.62	893.49	2.55	9.67
1992	96.05	3742.2	1096.86	2.57	8.76

资料来源：《中国卫生统计年鉴》，历年。

　　虽然政府财政预算中的卫生事业费数额在增加，但是占政府财政支出的比重由"六五"时期（1981—1985年）的2.86%下降到"七五"时期（1986—1990年）的2.43%，[1]反映出政府卫生支出的意愿在下降。卫生事业费占卫生总费用的比重急剧下降，反映出在卫生事业的发展中，政府财政投入所起的作用越来越小。

　　与政府卫生事业费比重降低相对应的，是政府预算占医疗机构总收入比重的降低。这意味着，医疗机构不是从政府的财政拨款中维持生存，而是依靠自身的经营行为获得生存和发展。

　　无论城市合计，还是各类城市预算拨款占总收入的比重均随着时间的顺序而降低；从各类城市间的比较来看，1986年、1988年、1992年均以中城市医疗机构预算拨款所占的比重为最大，1990年以小城市的比重为最大。

表5—2　　政府预算拨款占医院总收入的比重（1986—1992年）　（单位：%）

年份	政府预算拨款占医院总收入的比重			
	合计	大城市	中城市	小城市
1986	17.82	15.46	23.22	18.99
1988	11.29	9.89	19.62	12.92
1990	9.44	8.10	11.44	12.16
1992	7.76	7.50	10.50	9.08

资料来源：卫生部：《1993年国家卫生服务调查分析报告》。

---

①　卫生部：《中国卫生统计年鉴》2004年。

第二节　城市医疗服务递送体系流程的
Herder-Dorneich 模型表述

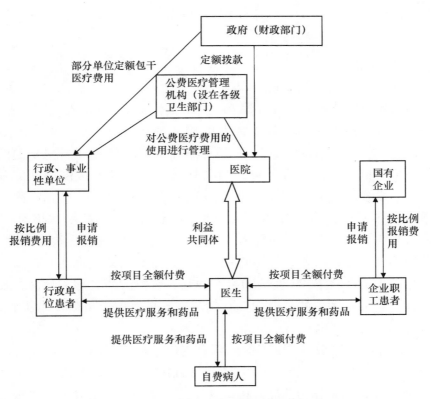

图 5—1　1985—1992 年城市医疗服务递送体系流程的
Herder-Dorneich 模型表述

　　政府对医疗机构的拨款只能够覆盖医务人员基本工资，医疗机构的成本主要通过业务补偿，医疗机构对医务人员实行奖金激励政策，使得医疗机构和医务人员结成了利益共同体（详见下面分析）。公费医疗和劳保医疗患者都需要先自己支付全部的医疗费用，然后到单位寻求报销。国有单位为了控制医疗费用的支出，要求职工承担一定比例的医疗费用（主要在门诊医疗上）。自费患者支付的医疗服务价格仍然是低于医疗服务成本的价格。

第三节　参与人（除政府外）的博弈结构分析

一　医院

（一）环境参数的变化

政府对医疗机构的拨款数额无法保证医务人员的基本工资水平。以江苏省为例，省财政补助占医院工资总额比例，1985年为60.39%，1988年将为31%。[1] 钱有渔对浙江省15所不同级别的医院收入和支出状况进行分析，发现1980—1988年，医院职工的基本工资总额增长了2.34倍，而差额预算拨款只增加1.37倍，因而拨款数占基本工资的比例，从1980年的117%下降为1988年的83.5%，如果以全部人员经费来比较，那么差额预算拨款的比例，1988年只有41.08%，就是说一半以上要依靠医院自身的经营收入来发放人员经费。[2] 20世纪90年代以后，在中国的大部分地区，政府拨付给国有医院的事业费，不仅不够支付医务人员的基本工资，甚至不够支付水电费。[3]

医疗机构被赋予了更多的经营自主权。在政府的财政拨款占医院总收入比重不断下降的同时，除了以前就给予医院药房以高于批发价15%的价格作为药品零售价格外，又给予了医院对于一些应用新仪器、新设备和新开展的医疗诊治服务项目，可按成本制定收费标准。另外，对于门诊挂号、住院床位、手术收费标准偏低的，允许

---

①　《中国医改20年》，《南方周末》2005年8月4日。

②　钱有渔：《浙江省15所医院经济状况调查》，《中国卫生经济》1990年第8期。

③　国务院发展研究中心课题组：《对中国医疗卫生体制改革的评价与建议》，《中国发展评论》2005年增刊第1期。

医院合理调整①。在提高服务价格方面，对于常规服务，政府部门基本上能把握涨价的力度，不允许其价格水平和原来水平的差距拉得太大。

虽然政府提出，要提高过低的医疗服务收费，实行不包含基本工资的成本价（基本工资部门由政府预算拨款补偿）。但是关于医疗服务的"成本"概念混乱。②到 20 世纪 90 年代初期，医院仍然承担着"政策性负担"——政府对医疗价格虽经过几次调整，但调整的幅度很小，有些价格甚至多年不变，常规性医疗服务价格仍然低于成本。以黑龙江省为例，表 5—3 反映出黑龙江的一些医疗服务价格多年来基本未变。

表 5—3　　黑龙江省不同时期部分医疗价格比较　　单位，元

项目	1955 年	1960 年	1966 年	1972 年	1983 年	1989 年
平均初诊（省市级）	0.2	0.15	0.15	0.15	0.15	0.15
复诊费	0.05	0.1	0.1	0.1	0.1	0.1
换药	0.20—1	0.20—1	0.20—0.8	0.20—0.8	0.4—1.5	0.4—1.5
穿刺	0.5	0.5	0.5	0.5	0.7	0.7
肌注	0.1	0.05	0.05	0.1	0.1	0.1
针灸	0.3	0.3	0.2	0.1	0.3	0.3
透视	1	0.5	0.4	0.4	0.6	0.6

资料来源：傅秀珍等：《医疗服务价格的纵向观察与思考》，《中国卫生经济》1989 年第 11 期。

（二）对其他参与人的预期

对政府的预期最为重要，医院以承担"政策性负担"为借口，寻求政府的保护和财政补贴，政府限于自身财力，无法给予医院充足财政补贴的情况下，只有在政策上给予医疗机构一定的收费自主权。对新增加的项目，政府定价则处于无据可依的状态，没有历史经验作比较，同

---

①　具体调整范围、幅度由各省经物价部门会同卫生、财政部门研究决定。具体参见卫生部、财政部、人事部、国家物价局、国家税务局（1988 年 11 月 9 日）《关于扩大医疗卫生服务有关问题的意见》。

②　The Word Bank（1992），"China, Lang-Term Issues and Options in the Health Transition"，http：//documents. worldbank. org/curated/en/428191468240344395/pdf/multi0page. pdf，2018 年 9 月 30 日访问。

时对开展新项目所需要的成本并不了解，显得定价能力不足。因此，新项目的定价基本上采用医院定价，由卫生行政部门审批同意的方式进行。而政府作为监管方的议价能力却没有医院强，由此产生了价格监管不到位的问题。①

对公费、劳保医疗病人的预期：病人期望开好药，接受先进仪器检查等过度消费的心理正好迎合了医院增加收入的情形。虽然这些会导致公费医疗费用和劳保医疗费用支出的增加，从而增加患者所属单位的财政负担，但医疗市场的专业性的存在，使得支付（报销）医疗费用的单位缺乏对医疗服务行为的监督能力。

启用的策略子集的扩大：在政府的财政拨款无法解决医院生存的情况下，必须依靠自身的经营性行为创造收入来解决生存和发展问题。医院既可以通过药品加成政策获得利润，也可以通过对新项目、新的诊疗手段等政府控制较弱，而又有利可图的方面获得额外的收入。同时，由于病人对医疗服务的消费行为受到医生的引导，所以医疗机构自身想要增加收入，必须通过激励医生的医疗服务行为才能达到。

（三）医疗机构的最优策略选择

仿照国有企业改革推行的承包责任制，医院也开始实行各种形式的承包责任制。医院与卫生主管部门签订定任务、定编制、定质量和经费包干合同。到 20 世纪 90 年代初，超过 50% 的医疗机构实行承包责任制。② 不仅医院与卫生主管部门，一些大医院内部也实行了承包责任制，医院管理者与医院各个部门签订责任制，明确各个部门的任务。

医院的收入通过医生的医疗服务实现，所以医院和医生的利益是趋于一致的，只要激励医生的行为，就可以增加医院的收入。于是，医院对医生实行奖金激励。另外，通过药品差价收益增加医院收入，上新项目、使用新的诊疗手段例如 CT、MRI 和多通道血液分析仪，做大做强医院。

---

①　周海沙、李亚青、李卫平：《我国公立医院政策演化评述》，《中国医院管理》2005 年第 8 期。

②　Yu Dezhi, "Changes in Health Care Financing and Health Status: The Case of China in the 1980s", Innocenti Occasional Papers, Economic Policy Series, 1992, Number 34.

二　医生

环境的变化：经济领域的改革给生产和流通领域带来了生机和活力，其他行业的职工也得到了较好的收入和福利待遇，使社会上出现了"脑体倒挂"现象，所谓的"手术刀不如剃头刀"。而同时，反映医务人员劳务价值的住院费、门诊挂号费、诊疗费等收费项目，价格被政府定得很低。

1985 年，医疗部门进行工资制度改革，实行基础工资＋职务工资＋工龄工资＋奖励工资。基础工资、职务工资和工龄工资，均由政府制定标准，基本固定，与医生当期付出相关性小，最后一项即奖励工资主要通过医院制定的核算办法予以确定，体现医院对医生当期劳动的激励。

在奖励工资占薪酬比例较小的情况下，医院基本按照国家制定的标准发放工资给医生，医院与医生缔结的为固定工资合约，医生只需要在规定的时间内做好本职工作，达到一般标准化水平即可。医疗工作是高风险执业，面临很大的不确定性。在固定工资合约下，医生不但不能转嫁风险，也不能享受风险溢价，医生为降低风险变量对效用函数的负效应，会出现推诿病人的现象，即一些医生常以医疗条件不够，而将患者转入其他医院进行治疗。所以，在固定工资合约下，医生很难被激励在当期实现其人力资本最优努力水平。当奖励工资占医生报酬的比例足够大，医院与医生的合约演化为分成合约，即双方通过共同努力获得各自效用函数最大化，并且最大化过程中具备互利性，只要医院收入足够多，则通过核算达成的奖金数字就会很大，在这样的同比增加的相互激励下，医生必然致力于医院货币收入最大化。同时，在分成合约下，只要医院创收更多，医生仍可获得效用函数最大化的结果，比如医院收入多了，可以配备更好的医疗设备，医生在使用先进医疗设备时能力提高、声誉增强，效用函数正效应变量得到促进。[①]

医院的奖励分配采用科室二级分配制度，将科室完成的绩效工资总额中的一部分与职工劳务收入挂钩，另一部分与职工完成的工作量总值

---

① 尹世全：《以合约理论分析医生与医院的关系》，《中国医院管理》2005 年第 12 期。

挂钩，考核职工劳务收入，考核职工完成的工作量（工作小时、门诊人次、收治住院病人数、病人住院床日、检查及治疗等工作量），考核职工综合百分制得分。[①]

对其他人的预期：政府将医疗事业发展的责任推给了医疗机构，医院和医生同属于医疗服务供给方，医疗服务领域的信息不对称，使得政府、病人、医疗费用报销方的单位对医疗服务行为的监控较弱。按服务项目付费使得病人接受的医疗服务越多，那么病人支付的医疗费用也就越高。

最优策略选择：医院收入分配制度使得医生完成工作量越多收入越高，当病人的实际需求量并不能满足医生的目标收入，他们只能通过信息上的优势诱导病人，创造需求。医生的收入与医疗机构的收入予以挂钩使得同属于医疗服务供给方的医疗机构和医生结成了利益共同体。

三　医院、医生利益共同体：策略选择及其在后果函数中的物质表现

基于增加医生和医疗机构收入的一致性，而结成的利益共同体，主要通过以下方式增加收入。

（1）增加治疗时间

卫生部计划财务司综合评价处，对部分省级综合医院公费病人分病种，对平均住院日和费用进行排序和分析：通过 17 个省（市）的急性心肌梗死病人、急性阑尾炎病人、胫腓骨骨折、剖腹产和大叶性肺炎 [15 个省（市）] 平均住院日和平均费用排序，从排序表提供的信息看，虽然所列病种有限，但仍可明显看出，即使在同一级别、同类医院、同一病种上，平均住院日的长短、平均医疗费用的高低也存在较大差别，且大多数病种显示出平均住院日越长，平均医疗费用越高的趋势。平均住院日越长则相应的医疗费用越高的现象反映了医院是通过延长住院时间的办法来增加医院的收入。[②]

[①]　田宁：《浅谈国有医院奖金分配制度改革》，《卫生经济研究》2004 年第 4 期。

[②]　卫生部计划财务司综合评价处：《部分省级综合医院病种平均住院日和费用排序及分析》，《中国卫生经济》1992 年第 10 期。

表 5—4　　　1992 年部分省级综合医院若干病种平均住院日和
平均医疗费用

病种	平均住院日（天）		平均医疗费用（元）		平均住院日和平均医疗费用是否同向变化
	最短	最长	最低	最高	
急性心肌梗死	20	94.7	1111	6358.8	是
大叶性肺炎	13	34.6	772	2121.2	是
急性阑尾炎	7.4	14.5	484	858.8	是
胫腓骨骨折	23.5	169	771	7253	是
卵巢囊肿	14	27.6	534.7	1405.5	不明显
剖腹产	9.8	18	532.4	1571	不明显

资料来源：卫生部计划财务司综合评价处（1992）部分省级综合医院病种平均住院日和费用排序及分析。

（2）在检查收费上做文章

①增加先进检查项目的应用。由于新的检查项目执行新的、较高的收费标准，使检查费用增加。而对这些项目的收费，政府缺少可比性，大多由医院制定收费标准，卫生部门予以报批。如 1985 年常规化验费每处方平均 0.20 元，1990 年同期每处方则平均 1.57 元，在 CT、ECT 等高级检查项目费用则更高。这导致许多高、精、尖的先进检查项目已成为诊治疾病的"常规检查"。[①]

②不合理检查因素的影响。不合理检查主要表现：一是盲目追求高级检查项目，用普通检查手段能明确诊断的也要做高级贵重的检查项目。二是重复检查，如在同一医疗机构门诊部做过的检查项目，住院后还要检查一遍。三是盲目扩大检查范围，不管疾病诊断是否必需。[②] 刘兴柱、陈岩通过对山东医科大学附属医院 CT 室以随机的方法抽得 1988 年 1—11 月颅脑 CT 检查记录 205 例，通过对不同医疗费用支付方式患者 CT 检查利用情况的分析，以及 CT 检查的有用性分析，发现自费患者的 CT 检查利用明显少于公费患者。但 CT 检查对自费病人的检查效

---

① 贺志忠等：《医疗费用变动的分析研究》，《中国卫生经济》1990 年第 8 期。

② 同上。

率却高于公费者。① 这说明，该医院对公费医疗患者存在提供过度医疗服务行为。

卫生部《1993 年国家卫生服务调查分析报告》也指出②：一些医疗机构之间相互攀比，靠拼条件、拼设备争病源，造成不必要的浪费。B超、CT 和核磁共振等先进但价格昂贵的医疗器械和设施的装备，新型或进口药品的广泛使用。

（3）以药养医

表5—5　城市县及县以上医疗机构中，药品收入占业务收入的比重

（单位：%）

年份	合计	大城市	中城市	小城市
1986	58. 30	58. 37	58. 82	57. 47
1988	57. 77	60. 47	50. 61	56. 70
1990	65. 38	69. 62	60. 87	53. 40
1992	58. 88	61. 09	57. 40	51. 81

来源：卫生部：《1993 年国家卫生服务调查分析报告》，卫生部网站：http：// www. moh. gov. cn/newshtml/8720. htm。

县及县以上城市的医疗机构的业务收入中，各类地区均有半数以上的收入是来自药品收入，大、中城市均以 1990 年的药品收入比重为最大，分别达 69.62% 和 60.87%，小城市以 1986 年的比重为最大，达57.47%，可见各类城市地区医疗机构的业务收入中的药品收入是相当可观的。

卫生部《1993 年国家卫生服务调查分析报告》也指出：每一门诊医疗费用和住院费用的增加值中，70% 和 55% 是由于药品费用的增加。医疗机构的业务收入中，1992 年，药品收入占医院业务收入的比重为58.88%。③ 除了医药原材料涨价等原因致使药品价格不断上涨外，还

---

① 刘兴柱、陈岩：《CT 利用中效率与公平原则辨析》，《中国卫生经济》1989 年第 3 期。

② 卫生部：《1993 年国家卫生服务调查分析报告》，卫生部网站：http：// www. moh. gov. cn/newshtml/8720. htm。

③ 同上。

存在开大处方、用贵重药等现象，造成"小病大治"。①

我们可以从医院和医生结成利益共同体的后果函数中衡量最优决策的物质结果表现：医院业务收入状况、医生的收入变化和医疗费用变化情况。

业务收入状况：在来自政府的财政拨款占业务收入比重较低的情况下，国有医院只有通过业务收入渠道来保证机构的运行。表 5—6 反映出 20 世纪 80 年代中期以来，城市医院业务收入占总收入比重的变化情况。

表 5—6　　　　　　　城市医院业务收入占总收入的比重　　　　（单位：%）

年份	城市医院业务收入占总收入的比重			
	合计	大城市	中城市	小城市
1986	66.21	66.66	60.65	72.11
1988	70.64	76.91	78.65	78.98
1990	82.79	85.20	72.77	87.85
1992	76.10	81.54	85.27	79.95

资料来源：卫生部：《1993 年国家卫生服务调查分析报告》。

表 5—7　　　　　城市县级县以上医院院均收入支出及差额　　　（单位：千元）

项目	年份			
	1986	1988	1990	1992
院均总收入	2735.20	5239.96	6567.28	10885.73
院均总支出	2354.70	4185.54	5751.29	9182.85
总收入与总支出差额	380.50	1054.42	815.99	1702.88

资料来源：卫生部：《1993 年国家卫生服务调查分析报告》。

从时间纵向来看，城市医院业务收入占总收入的比重呈现波动上升的趋势，1988—1992 年，各城市的比重均在 70% 以上。以 1990 年的小城市的比重为最高达 87.85%；中城市以 1992 年所占的比重为最高，达

---

① 贺志忠等：《医疗费用变动的分析研究》，《中国卫生经济》1990 年第 8 期。

85.27%；大城市以 1990 年为最高，达 85.20%，与 1985 年改革之前的医院出现的全行业性亏损相比①，实现了医疗机构的总收入大于总支出。

医生的收入变化：缺乏反映医务人员实际收入的全国性数据，我们以浙江省医科大学附属医院的医务人员收入为例，由表 5—8 可见，医务人员收入的增长率大大高于同期 GDP 的增长率。

表 5—8　　　　　浙江省医科大学附属医院，医务人员收入变化

年份	职工人均业务收入		同期 GDP 增长率（%）
	绝对值（万元）	增长率（%）	
1980	0.28	—	—
1981	0.30	7.25	5.26
1990	1.63	474.66	142.84
1991	1.67	489.20	165.17

注：本表按 1980 年可比价格计算。

资料来源：李卫平等：《F 医院治理结构分析》，《卫生经济研究》2005 年第 6 期。

医疗费用：从全国 2000 多所卫生部门综合医院统计资料来看，平均每一门诊病人医疗费用由 1986 年的 4.4 元上涨到 1993 年的 23.3 元，平均每年增长 28%；平均每一出院病人住院费用由 167 元上涨到 1021 元，平均每年增长近 30%。扣除社会物价上涨因素（年均 10%—11%）年增长率超过 15%。②

四　国有单位

行政、事业性单位：1984 年以前，因为实行两种收费标准而引起的公费医疗费用增加的部分需要地方财政负担，1984 年以后，整个公费医疗费用都由地方财政负责解决。实行单位包干医疗费用的地区，公费医疗管理机构将公费医疗费用划归各个单位包干使用。如果费用超

①　见第四章分析。

②　卫生部：《1993 年国家卫生服务调查分析报告》，卫生部网站：http://www.moh.gov.cn/newshtml/8720.htm。

支，则由单位用其他办公费用支付。费用结余，结转下年，或用于公费
医疗管理的经费补贴。由于缺乏风险共担机制，各个行政单位成为自我
保险（self-insured）。行政事业性单位对于超支的公费医疗费用，要用
其他行政费用进行补偿。由于这些单位属于政府行政部门，或非营利性
事业部门，政府通过财政拨款来保证这些部门的运行，所以，仍然是政
府的财政资金来支付多余的医药费用。

企业单位：1984 年 10 月，党的十二届三中全会通过了《中共中央
关于经济体制改革的决定》，全面推进以增强企业活力，特别是增强国
有大中型企业活力为中心的体制改革。同时重新确立了国有企业改革的
目标模式：要使企业成为相对独立的经济实体，成为自主经营、自负盈
亏的社会主义生产者和经营者，具有自我改造和自我发展的能力，成为
具有一定权利和义务的法人。[①] 国有企业为自己的盈利和亏损自负责
任，企业劳保医疗费用的支出，受到企业自身营利状况的影响，缺乏风
险分担机制。市场化取向的国企改革，导致各个企业之间的盈利状况不
同，决定了不同的企业对企业劳保资金支持的不同。

萧庆伦的研究发现，对于大多数企业来说，作为企业劳保医疗基金
计提的工资比例是不够的。1985—1990 年，平均每个雇员的医疗成本
名义上上升了 24.4%，这比工资增长快出了 9.5%。截至 1990 年，大
多数企业发现企业医疗保障费用占到了工资总额的 8%—9%。结果，
企业不得不用他们的利润去弥补医疗基金的不足。然而，很多企业没有
盈利，大约 1/3 的国有企业出现亏损，而政府却不让他们破产，以防止
破产后，企业的问题演变为社会的负担。这些亏损企业常常无法对职工
的医药费进行报销。[②]

另外，对企业职工的全额劳保医疗费用的支付也加重了企业的财务
负担。

公费医疗和劳保医疗费用的上涨给国有单位造成了很大的财政
压力。由于缺乏风险共担机制，除了将医疗费用的支出与职工个人

---

　　① 冯华、任少飞：《有效政府与有效市场：改革历程中的政企关系回顾与前瞻》，《山东社会科学》2007 年第 7 期。

　　② William C. L. Hsiao, "The Chinese Health Care System: Lessons for Other Nations", *Soc. Sci. Med.*, 1995, Vol. 41, No. 8, pp. 1047–1055.

利益有限挂钩外，他们缺乏能力对医疗服务的行为形成有效的监督。

五　病人

（一）公费医疗病人

环境参数的变化：在公费医疗管理上，普遍实行职工就医个人适当负担部分医疗费用。一般做法是，将医疗定额的一部分预付给个人，门诊或住院时个人自付一定比例的医药费；公费医疗保险要求职工个人支付10%的门诊费用。[①]

私人信念和对其他参与人的预期：公费医疗病人属于国家行政、事业性单位职工，卫生事业应该具有福利性，国家应该充分保障他们就诊的利益，他们应该能够享受到较好的医疗服务。

行动集合：个人自付的比例仍然很小，存在过度消费以及"一人看病，全家享用"的倾向。

最佳决策规则：在公费医疗政策实行把医疗经费包给享受单位并定额到人，每人发放一定量的医疗补贴，用于支付少量的医药费，节约归己，超支予以全部或部分报销。这种做法在一定时期内效果较明显，不得病的人得到一笔额外收入，超支的人又可以大部分或全部报销，因而也较易于为消费者接受。但随着医药品价格的上涨，发放的小额医疗补贴已不能构成对消费者的经济刺激，一些人宁愿自付小额医药费，以获得几百元的药品，与此同时，医院要求增加收入的内在冲动正好迎合了消费者的这种需求欲望，致使在公费、劳保医疗里开贵重药、补药，开生活用品等。

（二）劳保医疗病人

环境变化：与前一阶段完全报销职工医疗费用不同，现在职工个人也要付一定比例的医疗费用。与前一阶段相比，企业的经营状况发生了变化，这种变化，对职工医疗保障产生了影响。

胡德伟人对20世纪80年代中期以后企业的改革对工人财务负担的

---

① William C. L. Hsiao, "The Chinese Health Care System: Lessons for Other Nations", Soc. Sci. Med. 1995, Vol. 41, No. 8, pp. 1047 – 1055.

影响进行了研究。他们通过对 22 个城市的 406 所企业的 5920 名工人在1992 年的数据进行调查和研究，发现城市工人在医疗保障覆盖方面显现出很大的不同。另外，部分覆盖的医疗保障和没有医疗保障的人一样，容易被引发出自付医疗费用的行为。这些自付的医疗费用高达一个工人年收入的 25%。95% 的工人拥有某种形式的保险，其中 36% 是全额保险。

表5—9   不同类型的企业个人自付部分的比例及其占家庭
可支配收入的比例

企业类型	自付比例（%）	现金支出（每年人均，元）	占家庭可支配收入百分比（%）
国家和省级企业	14	18	0.73
地方或区域企业	18,8	23	1.07
私人和合资企业	15	31	1.48

资料来源：Teh-Wei Hu, Michael ong, Zi-Hua Lin, Elizabeth Li（1999），"the Effects of Economic Reform on Health Insurance and the Financial Burden for Urban Workers in China", *Health economics*, 8：309 – 321。

大多数的中国城市职工拥有某种形式的医疗保障。然而，这种医疗保障是部分保险。资料表明，部分保险降低了自付费用的数量，然而，考虑到自付费用的发生，那么结果将与没有医疗保障是一样的。也就是说，即使是拥有部分保险，可是一旦当他们需要支付那部分自付费用时，费用的支出对个体家庭来说，将是负担沉重的。在这一点上，部分保险与完全没有被保障覆盖并没有差别。①

职工亲属在服务递送上与职工本人一样，区别在于医疗费用报销方面，按照固定前者报销一般，但倘若职工本人的医疗费用的报销因企业效益不佳而没有着落，那么职工亲属的医药费更不可能报销。

最佳反应决策规则：如果所在的企业单位效益好，可以全部报销医

---

① Teh-Wei Hu, Michael ong, Zi-Hua Lin, Elizabeth Li, "the Efects of Economic Reform on Health Insurance and the Financial Burden for Urban Workers in China", *Health Economics*, 1999, 8：309 – 321.

疗费用，那么由于个人分担较小的比例，因此，这种类型企业职工存在过度消费倾向。如果单位效益不好，无法报销或只能部分报销医药费，这种类型单位的职工病人在就诊时，就会根据自己的收入和家庭收入和财产状况，决定是否就医，以及花费多少钱就医。

（三）自费病人

自费病人即指未被公费医疗和劳保医疗以及其他医疗覆盖的人群。1993 年自费病人占城市总人口的 27.28%。① 与 20 世纪 80 年代初期相比，在城市，企业的类型方面发生了一些变化，非国有制企业，即私人企业、外商合资企业开始出现，并且占据了一定的比例。由于对于集体企业和外商企业以及其他企业，没有强制性的医疗保障制度的要求，而这些企业的数量在不断上升，所以，它们中存在没有被医疗保障覆盖的人群。②

城市化也导致了城市中未被医疗保障覆盖人数的增加。保守估计，中国城市居民在 1978—1988 年增长了一倍。城市化进程导致政府放宽了迁移政策的控制，允许农村劳动力在城市工作。"暂住证"制度使得这些农民工可以在城市区域暂时居住，但是却并没有被赋予城市居民所享有的政策：可以获得国家带有医疗保障和其他福利的工作、住房补贴和食物补贴（最后一项政策一直延续到 1992 年）。所以，因为临时的农村迁移户没有获得城市居民所享有的一系列政策，自然，他们也就没有被国家医疗保障制度所覆盖。据估计，登记的暂住工人大约占到了城市居民的 10%。考虑到很多临时迁移户没有登记，实际的比例还要大。③

因为自费病人完全自费就诊，所以，只有根据自己的经济承受能力，决定是否就医以及花多少钱就医。此时，自费病人就诊时，仍然是低于成本的价格。

（四）其他保障类型病人

1988 年在山东省即墨市、辽宁省锦西市开展了离退休人员医疗费用社会统筹；1989 年，在辽宁省丹东市、吉林省四平市、湖北省黄石

---

① 卫生部：《1993 年国家卫生服务调查分析报告》，卫生部网站：http://www.moh.gov.cn/newshtml/8720.htm。

② Colleen M. Grogan, "Urban Economic Reform and Access to Health Care Coverage in the Peoples Republic of China", *Social Science & Medicine*, 1995, vol. 41 (8), pp. 1073–1084.

③ Ibid..

市、湖南省株洲市进行职工大病医疗费用社会统筹的试点，此后逐渐在全国推开；1991 年上海市保险公司开办了医疗保险业务。总体上说，在 1993 年以前，这些保障类型所覆盖的城市人口的比例还相对较小，医疗保险占 0.25%，合作医疗占 1.62%，统筹医疗占 0.87%，其他类型的社会保障占 3.57%，这些试点性的保障类型覆盖了城市总人口的 6.31%。

（五）后果函数中最优决策结果的物质表现

城市居民对医疗服务的利用见表 5—10。

表 5—10　　1986 年与 1993 年不同保障类型的两周就诊率与住院率

保障类型	占城市居民的比例（%）	两周就诊率（%）		住院率（‰）	
		1986 年	1993 年	1986 年	1993 年
公费医疗	18.2	15.74	22.75	61.8	74.15
劳保医疗	35.26	15.47	18.4	56.7	56.15
半劳保	12.93	13.98	18.32	43.8	39.91
医疗保险	0.25	——	12.59	——	37.04
合作医疗	1.62	——	46.53	——	36.41
统筹医疗	0.87	——	17.02	——	42.55
自费	27.30	11.89	17.23	31	33.17
其他	3.57	——	35.17	——	52.11

注：在 20 世纪 80 年代中期以前，医疗保险、统筹医疗等保障类型在城市还没有出现，或占的比例相当小，所以此处就诊率和住院率空缺。

资料来源：卫生部：《1993 年国家卫生服务调查分析报告》《1998 年国家卫生服务调查分析报告》。

与 1986 年统计数据相比，1993 年两周就诊率均有较大幅度的提高，表明居民对于门诊利用率增强。住院率方面，公费医疗病人的住院率提高，劳保医疗病人住院率保持不变，半劳保和自费病人有所降低，总体上看，城市居民年住院率为 5.04%，比 1986 年的 5.08% 有所下降。[1]

---

[1]　卫生部：《1993 年国家卫生服务调查分析报告》。

饶克勤从统计学角度，利用四步模型法对中国城市居民医疗服务利用影响因素进行了分析，发现影响中国城市居民就诊最主要的因素是疾病严重程度和儿童，其次是保障制度改革的居民健康状况。与自费患者相比，享有公费医疗的患者就诊没有显著性差异：$P > 0.05$，$OR = 1.08$，而劳保医疗（$OR = 0.83$）和半费医疗（多为劳保者家属，$OR = 0.72$）明显低于自费者（$P < 0.01$），这与过去一些年企业财务自主化，加强管理，以及企业不景气，职工面临下岗，医药费用不能报销，导致企业职工就诊约束有关。饶的结果表明 20 世纪 90 年代初期，中国城市不同阶层居民在门诊利用上不存在明显差异，但企业职工就诊从需要向需求转化受到约束。

与门诊利用概率模型主要不同点是，公费医疗患者住院概率明显高于自费者（$P < 0.01$，$OR = 1.49$），劳保医疗（$OR = 1.22$）和半劳保（$OR = 1.12$）高于自费，但差异未见显著性（$P > 0.05$）。这表明，住院服务利用上，医疗保障制度，尤其是公费医疗患者住院率明显高于自费。

饶的研究发现，20 世纪 90 年代初期，中国城市不同阶层居民在医疗服务利用上差距主要反映在门诊和住院过程中的资源消耗，高阶层（高教育水平、高收入、享有医疗保障制度等）居民医疗费用与自费医疗费用对照组相比，差异具有显著性（$P < 0.01$）。这种显著性差异主要是由于不同服务质量（不同就诊单位、诊断和治疗手段）或不同服务效率（包括提供者的诱导需求）所造成的。[①]

第四节　Herder-Dorneich 结构模型中的调控机制分析

政府的卫生部负有医疗服务监管的职能，对中国医疗状况的长期趋势及其影响虽然有着更好的理解，但分权化改革，使得卫生部逐渐失去

[①]　饶克勤：《中国城市居民医疗服务利用影响因素的研究——四步模型法的基本理论及其应用》，《中国卫生统计》2000 年第 2 期。

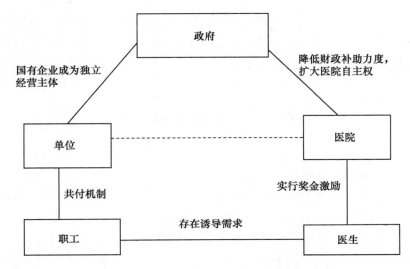

图 5—2　1985—1992 年城市医疗服务递送体系的
Herder-Dorneich 结构模型

了对省及以下行政部门的影响力。卫生部只有输入计划标准（床位与人口比例、医生与人口、医院设备标准清单）作为政策工具，主要是从苏联的卫生规划方法中继承而来。总的来说，这些是不恰当的规划和政策工具，往往在地方一级被滥用，因为它们通常会加强卫生机构的地位，这些机构主张增加投资、预算和人员。①

　　医疗服务供给方利用政府对医疗服务行为控制力的减弱，通过对医生实行奖金激励，谋求经济利益。医疗服务供给方利用信息不对称，在政府监控力比较弱的医疗行为上，比如通过自行定价的高科技医疗手段向患者收取高额的费用。另外，患者按服务项目支付医疗费用，使得医疗服务供给方向患者提供不必要的医疗服务来增加收入。由于患者及其单位都无法对此进行有效监督，使得医疗服务领域的监管失效。

　　国有单位，尤其是国有企业对职工患者实行的医疗费用少量供付机

① The Word Bank（1992），"China, Lang-Term Issues and Options in the Health Transition"，http：//documents. worldbank. org/curated/en/428191468240344395/pdf/multi0page. pdf，2018 年 9 月 30 日访问。

制（门诊费用），而不是加强患者在医疗服务领域的主体地位，这对于医疗费用的控制作用是有限的，它无法避免患者在消费医疗服务过程中被诱导需求的可能性。

第五节　制度绩效分析

一　区域不公平性

卫生事业费主要来自地方财政，而不是中央财政。以 1989 年为例，当年省和地方政府卫生投入占 19%，中央直接投入占 1%。[①] 这种格局决定了各省人均事业费的高低取决于本省的财政实力，而各省人均财政收入又取决于当地人均 GDP 水平。人均卫生事业费的不平衡逐渐转化为卫生设施方面的差距。[②]

1984 年以后，公费医疗的人均标准由地方政府根据当地的财政状况和以前年度对医疗服务的使用率来制定。[③] 因此，区域间发展的差异导致了公费医疗费用的不同，不同的区域经济发展状况决定了不同的地方政府对公费医疗投入的水平。

中央政府将制定公费医疗定额标准的权力以及支付医疗费用个人分担的比例下放到省级政府，并且省级政府事实上承担着公费医疗费用筹资的责任。1978 年改革开放以后，东部沿海城市的发展明显快于内陆城市，从而东部沿海省份的财政状况也比内陆省份要好。财政自主性的增加给相对发达的地区带来了好处。同时，中央政府转移支付能力的弱化损害了不发达地区的利益。由于财政收入水平较低，内陆地区的政府通常不能为行政、事业性单位员工提供足够的医疗费用。[④] 随着医疗费用的增长，共付比例由各个省自己决定。相对富裕的省份倾向于覆盖更高比例的公费医疗费用。比如在陕西的宝鸡，位于中国中北部的一个中

①　William C. L. Hsiao, "The Chinese Health Care System: Lessons for Other Nations", *Soc. Sci. Med.* 1995, Vol. 41, No. 8, pp. 1047 – 1055.

②　王绍光:《中国公共卫生的危机与转机》,《比较》2003 年第 7 期。

③　Gu et al., 1995.

④　王绍光:《政策导向、汲取能力与卫生公平》,《中国社会科学》2005 年第 6 期。

等城市，大多数的政府雇员在支付医疗费用时必须支付 40% 的门诊费用和 10% 或更高比例的住院费用。相反，在上海，位于中国东部的富裕城市，这里的政府雇员，只需要支付 10% 的门诊费用，住院费用则不需要自己个人支付。①

二　医疗服务的可及性及质量

20 世纪 80 年代中期的时候，在城市地区，病床的短缺是居民没有能够获得医疗服务的主要原因。1985 年，卫生部 9 省城市医疗服务利用调查显示，那些尽管需要却没有能够获得医疗服务的居民，0.7% 是因为经济困难。②

到 1993 年，两周未就诊的比例占到 41.4%，其中，因为经济困难没有就诊的占整个未就诊的比例为 4.31%。需要住院未能住院的比例占到了 26.2%，其中，因为经济困难没有住院的占整个未住院的比例为 39.8%。③ 1985 年后的改革对医疗服务的可及性产生了负面的影响。

过度用药会对患者的健康产生不利影响。许多药物都有副作用。过度使用抗生素会产生耐药的突变细菌菌株。中国还缺乏根据患者偏好变化监测服务质量或改善服务的系统。因此，随着许多地区居民收入的迅速增加，服务质量无法跟上患者的需求，其结果是患者直接到更高级别的医疗机构就诊。④

三　医疗机构的总体效率下降

通过病床使用率和出院病人的平均住院日可以衡量医疗机构的效率。

病床使用率在 1988 年以前，虽有小幅波动，但相对保持平稳。自 1988 年后，尤其是进入 20 世纪 90 年代，下降的幅度比较大（或者下

---

① Colleen M. Grogan, "Urban Economic reform and Access to Health Care Coverage in the People's Republic of China", *Social Science & Medicine* 1995, p. 1073 – 1084.

② Yu Dezhi, "Changes in Health Care Financing and Health Status: the Case of China in the 1980s", Innocenti Occasional Papers, Economic Policy Series, 1992, Number 34.

③ 卫生部：《1993 年国家卫生服务调查分析报告》。

④ William C. L. Hsiao, "The Chinese Health Care System: Lessons for Other Nations", *Soc. Sci. Med.* 1995, Vol. 41, No. 8, pp. 1047 – 1055.

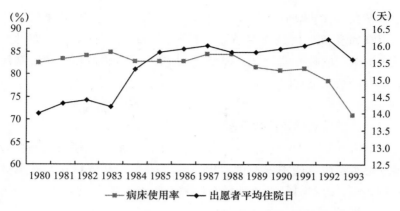

图5—3　1980—1992年城市县及县以上医院病床使用率
与出院者平均住院日变化曲线图

资料来源：《中国卫生统计年鉴》，历年数据。

降的苗头已经出现）。出院者平均住院日总体趋势是增加的。

　　1993年的国家卫生服务调查也发现，全国各级各类医院门诊人次有逐年下降的趋势，1990—1993年，平均每年下降1亿人次，住院病人增加不明显。据卫生部门综合医院统计，平均每一个医生每天负担就诊人次由1988年的6.1人次下降到1993年的4.3人次、每天负担的住院人数由2.2人下降到1.7人。各级各类医院收治病种相似，综合性大医院也大量收治普通病人和慢性病人，平均住院天数长，术前病人及病后恢复期病人占用床日数太长，平均住院日为16天，几乎是一些发达国家的2倍多。居民年住院率下降，全国医院入院人数近些年也有下降的趋势，而每年医院病床平均增加5万—6万张，病床使用率下降，住院天数延长。①

四　公费、劳保医疗费用的高速增长，对政府财政造成了很大压力

　　图5—4清楚显示，从1986年开始，公费和劳保医疗费用与政府财政支出的差距越来越大。1986年，医疗机构改革进一步深化，开始实行各种形式的承包制和院长负责制。

----

①　卫生部：《1993年国家卫生服务调查分析报告》。

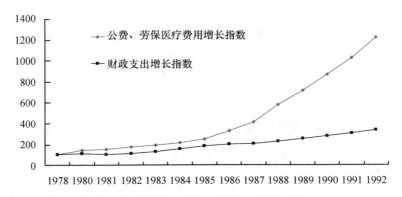

图 5—4　1979—1992 年公费和劳保医疗费用与政府财政支出增长指数趋势

数据来源：《中国劳动统计年鉴》，历年数据。

五　总结

这一阶段的改革仍然由政府所主导和推动，主要措施是扩大医院经营自主权，而对医疗费用上涨的控制，仍然主要是控制消费方为主。

政府对医疗机构的控制力逐渐减弱，对医疗服务行为的监管逐渐弱化。当医疗机构和医生的收入主要通过业务收入来实现时，医疗服务供给方就会通过向病人提供不必要的医疗服务和药品等诱导病人消费的手段，达到自己提高经济效益的目的。

20 世纪 80 年代中期以后，公费、劳保医疗费用与以前相比，呈现出高速上涨的趋势，显然，过度医疗的问题不是导致医疗体系财务出现问题的唯一因素，但它是中国独特制度结构中固有的一个因素。顾昕等人的研究也得出同样的结论。[①]

传统的保障类型逐渐变为单位制，经济改革造成了各个单位效益不一，使得职工医药费的报销成了问题，进而影响到职工就诊。

---

① Gu, Edward, "Market Transition and the Transformation of the Health Care System in Urban China", *Policy Studies*, 2001, Vol. 22, Nos 3/4, 2001.

第六章

城市医疗服务递送体系改革的
第三阶段：1993—1997 年

20世纪80年代中后期的医疗改革，在医疗服务供给方，模仿国企改革的做法，政府扩大了医疗机构的经营自主权，解决了医疗机构普遍亏损的局面。在医疗服务需求方，主要是通过要求享受者分担少量的医疗费用，并没有根本改变传统城镇医疗保障制度结构，从而没有改变公费、劳保医疗费用的快速增长局面，这给国有单位带来了很大的财政压力。

20世纪80年代以来的改革结果对作为参与人的政府的主观博弈模型产生了影响。针对医疗服务供给方的"放权"改革以及医疗机构财务自主化，医疗机构的效益普遍好转，使得政府认为改革方向的正确性，那么下一步的改革自然是沿着这个方向继续下去，在一些方面继续完善。针对医疗服务需求方，尤其是传统的医疗保障制度，公费医疗和劳保医疗已经到了非改不可的地步。在制度变迁机制的认知模型中，青木昌彦认为，在制度危机下，寻求新出路的过程中，参与人力图通过的试验的方式，"发现"新的决策机会或新的行动。为解决传统城镇职工医疗保障体制的制度性缺陷，一些地方自发进行了职工大病统筹等探索性试验，积累了医疗保障制度改革的经验。但这些地方性自发的探索带有很大的局限性，如何对传统的公费、劳保医疗制度进行根本性的制度变革，在改革的路径上，中央政府选择了先试点（在中央政府支持下的试点，而非地方自发性的试点试验），再向全国推广的方式。

除了试点性的医疗保障制度以外，大多数仍然实行公费、劳保医疗制度。针对医疗服务供给方"放权"和"财务自主化"的改革虽然解决了国有医疗机构亏损的问题，但 20 世纪 90 年代以后全方位的市场化改革，改变了各个参与人（政府、医疗服务供给方以及医疗服务需求方）的博弈结构。

第一节　政府主观博弈模型的变化

一　推断规则的变化：环境变化和互补性制度的改变

1992 年邓小平南方谈话，以及 1993 年召开的十四届三中全会，确定经济改革的目标是建立社会主义市场经济体制，市场化的取向成为经济社会全面改革的目标。

20 世纪 80 年代的财政分权改革，导致中央政府财政汲取能力下降。卫生事业费主要来自地方财政，而不是中央财政。1994 年进行了分税制改革，中央与地方政府重新划定财权，虽然中央政府的财政收入增长迅速，但却进一步明确了将卫生支出划归为地方政府的职责。中央政府只对本级的少量卫生机构和行政人员医疗经费进行拨款。以卫生事业费为例，中国绝大部分的卫生事业费由各级地方政府负担，中央政府只承担很小比重。

表6—1　　　　　　　　各级政府财政卫生支出的比重　　　　　（单位：%）

	年份						
	1991	1992	1993	1994	1995	1996	1997
中央财政	2.59	2.42	2.15	2.16	2.01	2.01	2
省、地方财政	97.41	97.58	97.85	97.84	97.99	97.99	98

资料来源：龚向光：《加大公共卫生投入改革公共卫生筹资体制》，《中国卫生经济》2003 年第 12 期。

而中国政府对地方官员的考核中，当地经济发展水平占到了很大的分量，这使得地方官员将短期财政收入的最大化置于长期的需求之上，而且也不再将分配和福利置于优先地位，导致地方政府发展卫生事业的动力不足，地方政府希望医疗机构通过向患者收取医疗费用来解决成本补偿问题，把医疗机构发展的责任推给了医疗机构本身。

另外，中国区域经济发展存在巨大的不平衡，各地财政收入水平也极为不平衡。由于政府卫生支出水平更加依赖于本地的经济发展水平，因此导致经济发达地区有足够的财力支持卫生事业的发展，而一些经济落后地区，尤其是贫困地区财政困难，很难保证对卫生的投入。不仅如此，中国财政转移支付体制主要以税收返还为主，导致中央政府在纠正地区间财力不平等上效果甚微，这种税收制度安排在某种程度上甚至有加大地区差距的作用。①

二　政府的"认知危机"变化

国有医疗机构获得一定经营自主权之后，得到了很大的发展，这使得政府认识到"放权"改革方向的正确性。在医疗保障制度方面，公费、劳保医疗病人存在浪费与不足并存的现象，公费、劳保医疗费用的上涨给政府财政的压力越来越大，而很多企业由于效益不佳，无法为职工报销医疗费用，传统的单位制的保障制度无法对城镇居民就诊形成保障。各地自发性的医疗保障制度改革具有很大局限性，但也积累了经验。如果中央政府能够支持试点性试验，并推向全国，那对建立全新的医疗保障制度将很有帮助。

三　政府的信念

20世纪90年代以前，政府单纯强调卫生事业的福利性；20世纪90年代以后，则明确卫生事业为"有公益性的福利事业"②，提出要改变以前在公益性方面做得比较薄弱的地方，强调个人要承担一部分医疗费用。同时，在市场经济的意识形态影响下，强调现行卫生体制的改革要促使大多数医疗卫生单位向福利型、公益型和经营型相结合的方向转变。③经营型指的是通过业务收费获得支出补偿。

---

① 王绍光:《中国公共卫生的危机与转机》,《比较》2003年第7期。

② 关于对"公益型"概念的理解,当时分管卫生行业的政治局委员李铁映解释道:政府强调的公益性针对福利性而言,即指谁看病谁出钱。见《李铁映同志在全国卫生厅(局)长会议代表座谈会上的讲话》,1993年3月14日。

③ 卫生部:《中国卫生统计年鉴》1994年,第35页。

四　政府行动决策的选择

确立了要在城市进行医疗保险制度的改革，建立社会统筹和个人账户相结合的新型城镇职工基本医疗保险制度。[①] 在改革的程序上，采取先进行试点改革，然后逐步推广的做法。先后选取了海南（1991、1995），深圳（1992），以及镇江和九江（1994）等地为改革的试点。1993 年 11 月党的十四届三中全会《关于建立社会主义市场经济体制若干问题的决定》提出，在全部城镇职工（含退休人员）中，实行医疗保险金的社会统筹和社会化管理的个人账户相结合。1996 年，依照"两江模式"（即镇江、九江）的改革扩大到 27 个省的 57 个城市。

进一步扩大医疗机构自主权。提出使医疗单位真正拥有劳动人事安排权、业务建设决策权、经营开发管理权和工资奖金分配权。继续放宽卫生技术劳务政策，鼓励医疗卫生单位扩大医疗卫生服务。[②]

医疗服务价格改革。政府认识到医疗服务的价格体系中的不合理现象，考虑到短时间内大幅度提高医疗服务价格水平，将有更多的人无钱就医[③]，因此采用"小步快走，多次调整，逐步到位"的办法。

1992 年，自费病人的医疗收费标准与公费劳保医疗病人的收费标准并轨。[④] 1994 年提出以不含财政补助工资部分的成本定价为目标。[⑤] 1996 年又进一步提出基本医疗服务按照扣除财政经常性补助的成本定价，非基本医疗服务按照略高于成本定价，供自愿选择的特需服务价格

---

① 卫生部：《关于职工医疗改革的试点意见》，《中国卫生年鉴》1995 年，第 34 页。

② 卫生部（1992）：《关于深化卫生改革的几点意见》，http：//www.fsou.com/html/text/chl/332/33299.html，2008 年 6 月 24 日访问。

③ 国家物价委员会意识到，目前卫生保健服务的价格体系中存在反常现象。物价委员会担心如按边际成本确定价格水平，则将有更多的人无钱就医，因此希望能够继续将卫生保健看作社会福利，同时鼓励在提供卫生保健服务时讲求成本效果，所以物价委员会在寻求一个全面的解决办法的同时，仍允许这种状况继续。世界银行：《中国卫生模式转变中的长远问题与对策》，中国财政经济出版社 1994 年版。

④ 《我国医疗卫生服务价格政策的演变》，《地方财政研究》2007 年第 10 期。

⑤ 卫生部：《中国卫生统计年鉴》1994 年，第 212 页。

放宽。① 改革的步骤采取"小步快走，多次调整，逐步到位"。②

五　政府后果函数中最优决策的物质结果表现：政府承担卫生发展责任的变化

表6—2　　　　　1993—1997 年政府卫生事业费的变动情况

年份	卫生事业费（亿元）	财政支出（亿元）	卫生总费用（亿元）	卫生事业费占政府财政支出的比重（%）	卫生事业费占卫生总费用的比重（%）
1993	107.87	4642.3	1377.78	2.32	7.83
1994	146.97	5792.6	1761.24	2.54	8.34
1995	163.26	6823.72	2155.13	2.39	7.58
1996	187.57	7937.55	2709.42	2.36	6.92
1997	209.2	9233.56	3196.71	2.27	6.54

资料来源：卫生部：《中国卫生统计年鉴》，历年数据。

由表6—2 可见，1993—1997 年，卫生事业费数额在逐年增加，但是卫生事业费占政府财政支出的比重以及占卫生总费用的比重除1994年有所增加，其余各年呈现出逐渐下降的趋势。

将该阶段政府卫生支出情况与以前各期对比，得到图6—1。

图6—1 中，Y 主轴表示卫生事业费占政府财政支出的比重。可见，从1980 年至1997 年，总体趋势上呈现下降的趋势。这表明，这一阶段（1993—1997 年）政府卫生支出的意愿延续了以前的下降趋势。Y 副轴表示卫生事业费占卫生总费用的比重。同样，卫生事业费占卫生总费用的比重，自20 世纪80 年代中期以来呈现快速下降的趋势，1994 年略微有所回升后，继续下降。图6—1 表明，政府所承担卫生发展的意愿和责任持续下降。

① 国家计委、卫生部、财政部（1996）：《关于加强和改进医疗服务收费管理的通知》，http：//www.gdczt.gov.cn/%5Cdocuments%5Clib1%5C200004033097.HTM，2008 年6 月24 日访问。

② 张寿生：《理顺医疗服务价格的几点思考》，《中国卫生经济》1996 年第11 期。

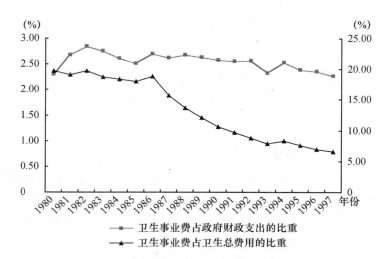

图 6—1　卫生事业费占政府财政支出、卫生总费用比重，1980—1997 年

资料来源：卫生部：《中国卫生统计年鉴》，历年数据。

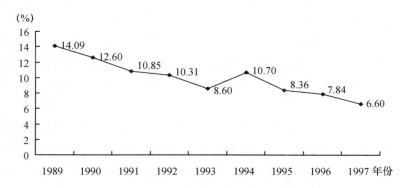

图 6—2　财政拨款占卫生部门综合医院总收入的比重，1989—1997 年

资料来源：卫生部：《中国卫生统计年鉴》，历年数据。

　　与政府财政支持医疗机构力度降低相对应的，是政府预算占医疗机构总收入的比重的持续降低。图 6—2 可见，以卫生部门综合医院为例，财政拨款占医院总收入的比重呈不断下降的趋势，1994 年有所回升。总体上，由 1989 年的 14.09%，下降到 1992 年的 10.31%，继而在1997 年，只占到了 6.60%。可见，与卫生事业费占卫生总费用比例的降低相对应，财政拨款占医院总收入的比例也在不断下降，医院越来越需要依靠自身的经营性行为获得生存与发展。

第二节　医疗保险制度改革试点情况及其他改革情况介绍

一　"两江"改革

发端于 20 世纪 80 年代末的离退休人员医疗费用社会统筹试点和职工大病医疗费用社会统筹的试点在 20 世纪 90 年代继续扩大①，但仍然存在以下问题：离退休人员医疗费用社会统筹面窄，与离退休职工社会化管理相配套的医疗保障体系不完善，医药浪费现象仍旧很严重，基金收缴率低。职工大病医疗费用社会统筹方面，"大病"概念不清，尽管大病统筹的范围扩大了，但是还没有形成整个社会统筹，大病统筹只限于企业，大病统筹企业仅限于劳保医疗改革，没有与公费医疗改革同步进行，范围的拓展进度比较缓慢。②

在中央政府的支持下，吸收了其他地区试点经验，包括先期进行的深圳（1992）、海南（1991、1995）等地的医疗保险制度改革的经验，1994 年江苏省的镇江市和江西省的九江市在全市范围内进行了社会医疗保险制度改革。

保险资金筹集和支付办法：以职工年工资总额的 11% 提取保险金，由企事业单位和职工个人共同缴纳。暂定单位缴纳工资总额的 10%，个人缴纳 1%。保险金筹集上来后，按一定比例分别进入个人账户和社会统筹基金。医疗费用的支付首先使用个人账户资金；个人账户不足支付时，由职工个人工资支付直至年工资总额的 5%，作为起付线；然后进入带有共付机制的社会统筹保险补偿。镇江和九江的个人共付比例略

---

① 职工大病统筹参保人数由 1994 年的 267.9 万人，增加到 1996 年的 791.2 万人。离退休医疗统筹参保人数由 1994 年的 22.5 万人增加到 1996 年的 64.5 万人。见《中国社会保障年鉴》1997 年，第 311 页。

② 劳动部社会保险事业管理局：《医疗保险解答》，2008 年 5 月 28 日，http://www.lantianyu.net/pdf17%5Cts062010.htm。

有不同。①

　　管理机构：从管理体制上来看，镇江模式中，成立了医疗保险基金管理中心这样一个新机构，负责筹资、结算和运营，统一管理原公费医疗和劳保医疗。而在九江模式中则是卫生和劳动部门两家分别成立医疗保险管理机构，分别管理公费医疗和劳保医疗。②

　　医疗费用支付方式：镇江和九江各有不同③。

　　（1）镇江

　　1995—1996 年：①门诊，按上年参保职工实际发生的门急诊每人次诊疗费用为基础，作为定额结算标准；②定额支付住院费用，以上年参保职工平均住院日费用以及平均住院天数为基数，作为定额结算标准；③医疗保险基金支付一定比例的器官组织移植住院过程中发生的住院医疗费用；④医疗保险基金不支付《职工医疗保险药品报销范围》以外的药品费用。

　　1997 年以后：①对由社会统筹基金支付的医疗费用实行"总额控制"，由医保经办机构对应支付给各定点医疗机构的社会统筹基金的资金实行总额控制，超过控制指标的不予支付；②对由个人账户用在门诊就诊的费用实行"按实支付"的办法，门诊不再使用按均次定额费用进行结算的办法；③对各定点医疗机构的医保费用中的药品比例进行控制和考核。

　　（2）九江

　　1994 年 12 月—1996 年 9 月：实行按项目付费。

　　1996 年 10 月后：①门诊，实行按定额付费，门诊支付标准依定点医院门急诊人次和门急诊次均费用结算；②住院，实行按定额付费。住院费用按照住院人次、同类医疗机构平均住院床日费用标准和平均住院天数之积支付。

---

　　①　镇江取了试点方案的下限，分为 5000 元以下，5000—10000 元，10000 元以上三档，个人共付比例分别为 10%、8%、2%；九江取上限，分别为 15%、9%、2%。

　　②　费朝晖：《抓住契机　深化改革——兼评"两江"医疗保险制度改革试点》，《中国卫生经济》1996 年第 1 期。

　　③　孟庆跃：《医疗保险支付方式改革对费用控制的影响分析》，《卫生经济研究》2002 年第 9 期。

建立对医疗服务机构的制约机制：对医疗机构进行定点资格审定，参保单位在定点医院范围内为职工确定 2—4 所医院就诊，采用基本用药目录，规范诊疗手段，同医院签订合同，明确双方责、权、利。①

保障覆盖面：要求覆盖所有城镇劳动者。新的医保制度运行仅半年，镇江的参保率达到 99% 以上，九江也达到 95% 以上。②

改革的过程中，也出现了一些病人向统筹账户转嫁 "小病" 风险甚至浪费统筹基金③，医疗单位分解医疗服务等现象④。

1996 年，依照 "两江模式" 的改革扩大到 27 个省的 57 个城市，改革的目标是建立社会统筹医疗基金与个人账户相结合。"统账结合"和公共报销模式⑤是这些试验的共同点，在给付结构，也就是具体报销方式，即何种医疗服务费用可以在哪一个账户中报销上，各地呈现出很大的差异。⑥

扩大的医疗试点改革仍呈现出一些问题，包括确定基本医疗的范围、开展补充医疗保障的途径、医疗保障的覆盖面、行政管理体制等方面。

二　对医疗费用 "总量控制、结构调整" 的改革

除了以上地区进行医疗保障制度改革的试点外，上海市基于医疗费用增长过快，在 1994 年还进行了关于医疗费用 "总量控制、结构调整"

---

① 曾弦：《我国医疗保险制度改革分析》，http：//unpan1. un. org/intradoc/groups/public/documents/APCITY/UNPAN006763. pdf，2008 年 6 月 24 日访问。

② 费朝晖：《抓住契机　深化改革——兼评 "两江" 医疗保险制度改革试点》，《中国卫生经济》1996 年第 1 期。

③ 曾弦：《我国医疗保险制度改革分析》，http：//unpan1. un. org/intradoc/groups/public/documents/APCITY/UNPAN006763. pdf，2008 年 6 月 24 日访问。

④ 孟庆跃（2005），"Review of Health Care Provider Payment Reforms in China"，http：//siteresources. worldbank. org/INTEAPREGTOPHEANUT/Resources/502734 － 1129734318233/Reviewofproviderpaymentreforms-final. pdf，2008 年 6 月 24 日访问。

⑤ 即公费医疗或者强制性医疗保险机构为参保者报销医药费用。见顾昕等《诊断与处方——直面中国医疗体制改革》，社会科学文献出版社 2004 年版，第 57 页。

⑥ 顾昕等：《诊断与处方——直面中国医疗体制改革》，社会科学文献出版社 2004 年版，第 82 页。

的改革。改革措施为：一是确定医疗费用增长的总量；二是提高技术劳务收费标准，增设了门诊、住院诊疗费和护理费，降低 CT 和核磁共振等大型医疗仪器设备的收费标准；三是规定药品在总收入中增长的幅度。①

　　通过将医疗费用的控制建立在药品费用控制的基础上，推断出一个医疗费用控制指标均衡点。在结构调整思想的指导下，通过提高医疗服务，尤其是劳务价格，以补足药品收入控制给医院造成的损失。由医疗服务价格调整所引发的医疗费用总量的新增长，仍通过对药品费用的进一步控制，来保证医疗费用总量的增长不超过封顶线。同样，药品费用的进一步控制会继续造成医院利益的损失。这一损失再通过服务价格的调整来进行弥补。如此，形成了一个收敛的循环圈。该循环圈之所以是收敛的，就在于每一次循环当中，医疗服务费用增加所要求减少的药品费用在逐渐变少，直至趋向于零。

　　医院相应的反应行为，突出表现为年底两种现象："休克控费"——在发现医疗费用超出额度风险后，在最后几个月尽量降低次均费用，从而导致削减必要服务的可能性；"追足总量"——一旦发现额度有余，则力争在年度考核前提高次均费用来追足指标。② 从总控指标与实际医疗费用的增长幅度看，在总控实施前的 1992—1993 年，次均门急诊费用和次均床日费用增长率高达 40%—70%，而在总控政策实施后，次均门急诊费用和次均床日费用增长率明显下降到 10%—20%，下降趋势基本与总控指标趋同。③

　　上海的医疗费用"总量控制、结构调整"的改革反映了一些地方针对政府主导的价格政策而导致医疗服务供给方的行为扭曲，开始探索改革实践。

---

　　① 左焕琛：《实施"总量控制、结构调整"推动上海医疗卫生事业健康发展》，《中国卫生经济》1997 年第 1 期。

　　② 华颖等：《意向论证医疗费用"总量控制、结构调整"政策下的医院常见行为》，《中国医院管理》2002 年第 9 期。

　　③ 胡善联、龚向光：《"总量控制、结构调整"政策的循环分析》，《中国卫生经济》2002 年第 8 期。

第三节　药品体系介绍

在中国由计划经济向市场经济转轨的过程中，药品体系也进行了市场化的改革。药品体系，尤其是药品流通体系的改革对城市医疗服务递送体系产生了重大的影响。

一　药品流通体系介绍

20 世纪 80 年代以前，政府控制着药品的生产和流通，政府物价部门制定药品生产和流通各个环节的价格。20 世纪 80 年代以后，政府逐渐放开对药品生产和流通的控制。

1. 医疗药品行业生产过剩

20 世纪 80 年代以后，药品的生产由企业自行根据市场行情决定，中央政府逐渐将药品价格管理权限下放给地方各级政府和企业。20 世纪 90 年代初，政府对药品的出厂价做出上限规定。药品生产企业得到了迅猛的发展。1990—1997 年，医疗药品工业企业从 3097 家发展到 5396 家，增长了 74.2%。药品工业总产值从 1990 年的 356.1 亿元增长为 1997 年的 1262.2 亿元。同时，进口医疗药品也有很大增长，20 世纪 70 年代，每年医疗药品进口额只有 2000 万—3000 万美元，到了 1995 年进口额已经超过 7 亿美元。[1]

制药企业中小企业占 2/3 以上，药品生产结构雷同，生产集中度低、生产能力严重闲置，全行业设备利用率不足一半。平均利润率不到 8%，医药生产企业亏损面达到 30%。[2] 虽然亏损，但由于账面资产的存在，以及对当地劳动力就业的安排，地方政府从自身利益出发，不愿让这些制药企业破产。

2. 药品流通体制情况及其变化

计划经济体制下的药品流通体制：计划经济体制下，中国建立了由

---

① 赵郁馨：《我国医疗药品费用分析》，《中国卫生经济》1999 年第 6 期。
② 耀文：《谁撑起了虚高的药价》，《首都医药》2006 年第 6 期。

国企垄断、以条为主、统购包销的三级医药批发体制，即中国医药公司通过其下辖的大行政区一级医药批发站，向全国各省、自治区、直辖市医药公司即二级批发站调拨药品，二级批发站再向市、地、县级的医药公司即三级批发站分销药品，经过上述批发环节，医药进入销售终端，即医院、卫生院和药店等。而医院又垄断了处方药的销售权。[①]

　　20 世纪 80 年代后期，随着经济体制改革的深入，政府开始把医药商业推向市场，取消统购包销、按级调拨的规定，改指令性计划为指导性计划，实行"多渠道，少环节"。

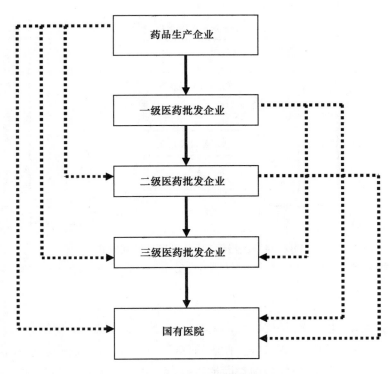

图 6—3　传统医药流通模式

资料来源：朱恒鹏：《医疗体制弊端与药品定价扭曲》，《中国社会科学》2007 年第 4 期。

---

　　① 国家药品监督管理局（1999），《处方药与非处方药分类管理办法》，http：//www. sda. gov. cn/WS01/CL0053/24524. html，2008 年 6 月 24 日访问。

图6—3 描述了传统的药品流通渠道：实线箭头表示药品从药厂进入一级批发企业，然后按顺序进入二级、三级批发企业，最后进入医院。随着国家对医药行业管制的放开，二级、三级批发企业可以直接从药厂进货，医院如果有足够的规模也可以从一级、二级批发企业甚至药厂直接进货，就像图6—4 中虚线所示那样。

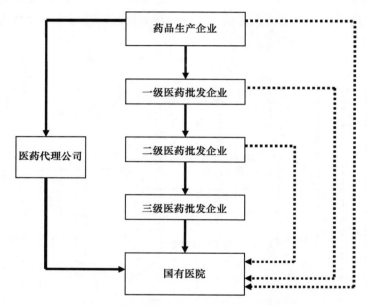

图6—4　医药代表介入的医药流通模式

资料来源：朱恒鹏：《医疗体制弊端与药品定价扭曲》，《中国社会科学》2007 年第 4 期。

进入 20 世纪 90 年代以后，制药企业通过医药代表来销售进入大中型公立医院的药品。通过医药代表销售的药品，主要是新药和特药，属高价药，必须由医药代表面对面地进行药品推荐。其配送流程和图6—3 基本一样，也主要由医药批发商来完成，但这些药品要进入医院，必须要有医药代表的推介活动。医药代表由代理公司管理。

伴随着医药市场的发展，医疗药品流通企业也得到了迅猛的发展。1993—1996 年，全国医疗药品批发企业法人单位由 4554 家增长为 6687 家，增长46.84％，批发业网点由 20729 家增加到 45017 家，增长 117.17％，批发销售总额由 606.04 亿元增长为 914.05 亿元，增长 50.82%。①

　　政府对药品的价格管制：政府控制着药品价格政策的制定权。政府对药品价格的管理由 20 世纪 80 年代以前的完全控制到 20 世纪 80 年代政府指导价、市场价相结合，部分药品价格管理权限由国家药监局下移给地方政府和企业。20 世纪 90 年代初提出，政府掌握价格政策、价格原则和定价方法，而不是管控具体药品的价格，政府将减少行政干预，扩大企业调整和制定价格的权利。政府仅控制少数集中代表性的制剂品价格（representative preparations）。但在 20 世纪 90 年代中期政府又加强了对一些药品零售价格的控制，制定最高零售价，扩大政府定价和政府指导价的药品范围。② 自 1996 年以后药品实行顺加作价办法：制药企业生产的药品以企业生产成本或进口到岸价为依据，加规定的利润率确定出厂价或进口口岸价格。药品批发、零售环节以出厂价或口岸价为基础，加规定的差率作价销售。③ 医疗机构零售药品允许在进价的基础上加价 15% 出售给患者。④

二　药品生产企业和药品流通企业行为分析

　　药品生产企业：在药品实行以企业生产成本、利润为定价基础的情况下，药品生产企业为追求生产利润最大化，向物价部门申报出厂价格时虚报生产成本。同时，由于药品生产企业在许多地方被列为经济发展的支柱产业，地方政府从保护主义出发，也愿意把地产药品价格定得高一些。结果导致药品出厂价格虚高。⑤ 另外，药品生产企业进行变相提价。一些生产企业通过改用新的商品名、变换包装或稍微改变生产工

---

　　① 赵郁馨：《我国医疗药品费用分析》，《中国卫生经济》1999 年第 6 期。

　　② Ge Yanfeng（2005）："Reform of the Chinese Pharmaceuticals System：A Review and Evaluation"，http：//healthtech. who. int/tbs/ChinesePharmaceuticalPolicy/BackgroundENGdefault. htm，2008 年 6 月 24 日访问。

　　③ 殷明：《药费贵的源头分析和改革政策》，《中国卫生经济》1999 年第 10 期。

　　④ Ge Yanfeng（2005）："Reform of the Chinese Pharmaceuticals System：A Review and Evaluation"，http：//healthtech. who. int/tbs/ChinesePharmaceuticalPolicy/BackgroundENGdefault. htm，2008 年 6 月 24 日访问。

　　⑤ 某企业生产的环丙沙星，实际生产成本 0.70 元，出厂价应定为 0.90 元，而报经省物价部门批准的出厂价为 7.10 元。殷明：《药费贵的源头分析和改革政策》，《中国卫生经济》1999 年第 10 期。

艺、剂型等方式，打着新药的幌子（新药在试生产阶段由企业自主定价①）提高药品价格。② 20 世纪 90 年代以来，药企开始使用医药代表和各种回扣③来推销药品。此后，这种方法成为整个制药界一种通用的药品营销模式，而可用于回扣的数额也成为左右药品销售额的决定因素。由于生产企业和政府物价部门之间关于药品生产的信息不对称的存在，以及政府物价部门的管理手段欠缺和能力不足，导致物价部门无法核实药品生产企业真实成本。④

药品流通企业：政府虽然对药品商业差率做出规定，但由于药品流通企业通过"挤压"药品生产企业的出厂价，从而获得高额利润，同样，政府物价部门无法对流通行业的价格实行有效控制。医药营销部门为了促进销售，有相当一部分药品常以低于国家规定的价格出售，将一部分利润（来自挤压药品出厂价）转让给买方（医疗部门），⑤ 由此而产生了药品销售中的折扣⑥。

实际药价的形成：药品价格的构成除了药品本身的研发、生产成本、销售费用以及生产、批发和零售企业的利润之外，还有医生等相关人员的回扣和医疗机构的折扣。因此，药品价格的构成大致如下面这一公式所示⑦：

药品零售价格＝研发成本＋生产成本＋销售费用＋药企利润＋批发商按比率加价＋医生及其他相关人员回扣＋医疗机构回扣＋医疗机构进销加价

---

① 国家计委（1996）：《药品价格管理暂行办法》，http：//www. cei. gov. cn/LoadPage. aspx? Page＝ShowDoc&CategoryAlias＝zonghe/dwwz&ProductAlias＝dw-ypjg&BlockAlias＝YYjwgg&filename＝/doc/YYjwgg/200301230551. xml，2008 年 6 月 24 日访问。

② 殷明：《药费贵的源头分析和改革政策》，《中国卫生经济》1999 年第 10 期。

③ 所谓回扣即医药销售收入中返还医院和包括医生在内的相关人员的部分。

④ 殷明：《药费贵的源头分析和改革政策》，《中国卫生经济》1999 年第 10 期。

⑤ 仍以前面提到的环丙沙星为例，按照调查情况分析，出厂虚高定价带来的额外利润高达 6.20 元，约是合理价格的 7 倍。这笔额外利润，生产企业得到 2.90 元，占 46.8%，其他作为折扣转给流通企业。流通企业又通过折扣转给医院 1.65 元，自得 1.65 元。

⑥ 政府规定这笔折扣是合法的，但要明示在医院的财务报表中。比如药品批发价格是100 元，医药销售公司给医院的折扣是 20 元，医院实际支付的价格是 80 元，但医院在零售时仍然是在 100 元基础上加价 15%。

⑦ 朱恒鹏：《医疗体制弊端与药品定价扭曲》，《中国社会科学》2007 年第 4 期。

第四节　城市医疗服务递送体系流程的
Herder-Dorneich 模型表述

一　试点医疗保障（"两江"模式）的 Herder-Dorneich 模型介绍

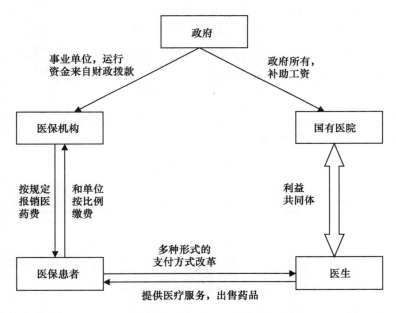

图 6—5　试点医疗保障（"两江"模式）的医疗服务递送
体系的 Herder-Dorneich 模型描述

　　医保机构由当地政府唯一设立，属于事业编制，运行经费来自当地财政拨款。职工和单位向当地医保机构缴纳保险费。就诊时，到定点医院就诊（定点医院的选定由医保机构会同劳动保障部门和卫生部门选定，定点医院的数量一般为 2—3 家）。试点医疗保障制度改革并没有改变医疗服务供给方的分配制度，所以国有医院和医生仍然是利益共同体。在对医疗服务需求方进行约束的同时，试点地区意识到为了控制医疗费用的增长，必须对医疗服务供给方进行约束，有的将医疗费用支付形式由按服务项目付费改为按人头付费，有的按病种付费，有的仍然实行按服务项目付费。①

二　传统保障的 Herder-Dorneich 模型介绍

除了少数几个进行医疗保险制度改革的城市外，大多数城市的公费、劳保医疗制度仍然在发挥着作用。城镇公费和劳保医疗改革仍沿袭以前的思路，个人负担部分医疗费用。改革形式，在就诊费用方面，主要为报销制，占 63%，也有的国有单位将医疗费用包干到个人，占29%。对公费医疗和劳保医疗的定额标准有所放松，以浙江省为例，由1985 年的 60 元每人，调整为 120 元，相应地，还规定"凡享受公费医疗人员做白内障复明手术、小儿麻痹后遗症矫治手术、聋儿听力语言训练的三项康复费用，均可在公费医疗经费中开支"。②

针对自费患者的收费标准与公费、劳保医疗患者一样。如图 6—6所示，虚线方框内为药品流通模式。

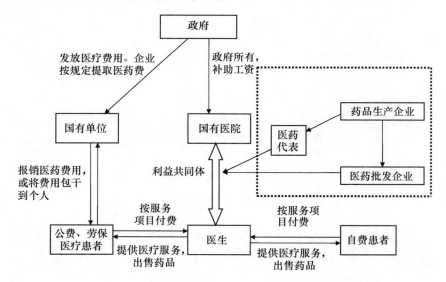

图 6—6　这一阶段扩大的 Herder-Dorneich 模型下（包含药品流通体系）公费、劳保医疗服务递送模型

---

①　孟庆跃：《医疗保险支付方式改革对费用控制的影响分析》，《卫生经济研究》2002 年第 9 期。

②　浙江省卫生厅医政处：《浙江省医政文件汇编》。

第五节　传统保障模式下，参与人（除政府外）的博弈结构分析

一　医疗服务提供方

1. 环境参数的变化

药品领域：20世纪90年代末以前，处方药只能通过医院药房出售，所以医药流通领域构成了医疗服务供给方的环境参数。

医药领域市场化改革，导致制药行业竞争加剧，医药代表跨过一般的商业渠道，广泛渗入到医院中。医药代表为渗入到医疗系统中，主要与该系统的两类参与人进行谈判：其一是与医院的管理者（药事委员会和药剂科的主管）谈判，以取得在某一家医院中的药品销售权；其二是与临床医生谈判，这是因为医生拥有处方权，具有决定患者用药的品种、数量选择的权利。另外，医药代表还必须保持与医院某些部门的经常沟通。医药代表主要通过以下费用打通各个关节：开户费（固定经营权）、临床费和维护费用。[①]

另外，制药企业和经销商，还通过给予医院和医生回扣和折扣的形式，向医院推销药品。

医疗服务价格改革：政府依然控制着医疗服务价格的制定，虽然实行了一系列的价格改革，由于政策的颁布到实际发生作用存在一个滞后期，所以，20世纪90年代中期，医疗服务的价格仍然呈现出扭曲的状态：常规性医疗服务收费低于成本，技术劳务价格被低估。

卞鹰等[②]研究了对1996年全国13个省市30所不同级别医院的100多个具有代表性的医疗服务项目的成本，并分别与13个省市目前所执行的医疗服务项目收费标准进行了比较，发现全国30所医院成本回收率为51.16%，即收费水平仅为成本的一半。在114个具有代表性的医

---

① 蒋天文、樊志宏：《中国医疗系统的行为扭曲机理与过程分析》，《经济研究》2002年第11期。

② 卞鹰等：《医疗服务项目平均成本与收费标准的比较研究》，《中国卫生事业管理》1998年第7期。

疗服务项目中，有 11 个项目的成本回收率低于 20%（收费水平不及成本的 1/5），有 64 个代表项目的成本回收率在 20%—50%，而成本回收率高于 100% 的只有 14 个项目，仅占所有代表项目的 12.28%。成本回收率最低的床日、挂号、导尿、葡萄糖耐量试验、血沉等项目的成本回收率仅在 10% 左右，大型手术，如先天心室缺损修补术、二尖瓣狭窄直视分离术、脑胶质瘤切除、硬脑膜血肿清除术、全肾切除等项目的收费标准明显低于成本，这几个项目的平均差值在 900 元左右，这些表明大型手术的收费标准严重背离成本。

收费标准之所以严重背离成本，原因在于制定成本时，技术劳务价格被低估。

表 6—3　1996 年 13 个省（市）医院医疗服务项目平均成本及类成本

项目	总成本（元）	固定资产折旧（元）	工资（元）	固定资产折旧占比（%）	工资占比（%）
挂号	7.34	0.53	4.31	7.22	58.72
床位费	66.99	4.36	30.66	6.51	45.77
肌肉注射	1.02	0.03	0.51	2.94	50.00
肝功	21.82	1.93	6.84	8.85	31.35
血常规	8.49	1.55	1.56	18.26	18.37
扁桃体摘除术	102.28	10.24	32.16	10.01	31.44
胆囊切除	486.04	31.65	148.15	6.51	30.48
二尖瓣狭窄直视分离术	1296.36	107.79	609.47	8.31	47.01
阑尾切除	363.59	11.89	162.41	3.27	44.67
剖宫产	383.93	18.44	138.41	4.80	36.05
胃大部切除术	679.82	48.82	308.19	7,18	45.33
椎间盘切除术	710.97	62.7	295.04	8.82	41.50
8*10 全片	16.88	4.09	3.68	24.23	21.80
B 超检查（彩色）	91.06	65.09	4.86	71.48	5.34
B 超检查（黑白）	16.14	6.3	2.98	39.03	18.46

续表

项目	总成本（元）	固定资产折旧（元）	工资（元）	固定资产折旧占比（%）	工资占比（%）
核磁共振检查	684.75	476.42	15.3	69.58	2.23
脑电图（8—12）	31.84	9.64	7.02	30.28	22.05
全胸透视	4.41	1.51	0.89	34.24	20.18
头颅 CT 检查：平扫	116.68	51.52	6.94	44.15	5.95
心电图	6.02	0.89	1.58	14.78	26.25
胃镜检查	42.4	15.88	9.06	37.45	21.37
平产接生	121.32	4.64	30.66	3.82	25.27

资料来源：孟庆跃等：《1996 年医院医疗服务代表项目成本测算结果》，《中国卫生事业管理》1998 年第 7 期。

表 6—3 为卫生部卫生经济研究所成本测算中心对 13 个省（市）医院医疗服务项目成本进行调查测算的部分结果。从中可以发现在医疗服务项目的成本构成中，反映医务人员技术知识的项目，比如挂号等，劳务成本占比不到 60%。技术风险很高的先天心室缺损修补术（表中未列），劳务成本只占 40.8%。在制定大型医疗设备检查收费标准中，B 超检查（彩色）、核磁共振检查、头颅 CT 检查这些医疗服务项目的劳务成本占总成本的不到 6%，说明大型设备检查的收费主要取决于设备折旧，没有反映医务人员的劳务价值。

测算的成本中，劳务成本之所以低，根本原因在于劳务消耗是以医务人员的平均收入来衡量的，医疗服务行业知识技术的密集性、技术和经济高风险性、对培训和学习的高投入，都没有正确体现出来。

调查的医院还发现，来自政府的财政拨款只可以弥补医院人员 34% 的工资。虽然政府强调医疗服务价格制定的基础是按不含财政补助工资部分的成本，但由于政府财政对医院补助水平较低，在扣除财政性拨款后，成本变化不大。①

---

① 孟庆跃等：《1996 年医院医疗服务代表项目成本测算结果》，《中国卫生事业管理》1998 年第 7 期。

　　工资制度的改革：在 1993 年的工资改革中，国家取消了原来的奖励工资，采取了津贴制，试图强化工资的职能，使职务相同但实际工作量不同的人员在收入上拉开差距，起到激励工作人员的目的。作为事业单位编制进行管理的医院，也相应地实行了工资改革。医院新工资标准，由三部分组成：一是固定部分；二是浮动部分；三是地方津贴及职务补贴，其中固定部分与浮动部分之比为 6∶4。固定部分主要体现工作人员的职称、职务高低、责任和贡献的大小，活的部分则体现工作人员工作量的多少，地方津贴及职务补贴由当地政府根据本地经济情况，制定统一发放标准。① 新的工资制度改革并没有改变医疗机构的二级分配制度，政府的财政拨款是按照被政府压低的劳务价格——基本工资标准拨付给医疗机构的。新的工资制度明确将医务人员的劳务报酬支付责任推给了医院。

　　2. 医疗机构的信念及行动集合的扩大

　　医疗机构在 20 世纪 80 年代中后期的运行中认识到，即使政府财政补助不足，也可以通过自己的经营行为获得发展，同时市场经济意识形态的灌输，也使国有医院的管理者明白了"发展是硬道理"，要充分利用国家给予的政策将医院做大做强。

　　仍以第五章所举例的浙江医科大学附属医院为例，可以反映出医疗机构管理层的经营理念。进入 20 世纪 90 年代以来，该院充分开展医疗技术和项目，为医院的发展积累资金。1992 年该院制定了深化改革的方案，明确提出充分发挥技术优势，发展高科技项目，完善医院管理体制，提高工作效率，搞好内部分配，在科室中继续推行技术经济责任制。从该院改革方案看，他们已经看到了以发展高新技术、加强学科建设带动医院发展的路。他们认为这是一条在大型医院实现现代化、医务人员提高专业水平的同时，医院发展壮大和职工收入增加的良性循环的路。1992 年该院提出的深化改革方案与 1988 年浙江省卫生厅提出的深化省级医院改革方案明显不同的是，在医院管理体制上的改革停顿了，它对院长任期目标责任制没有做出具体规定，也没有提出科主任聘任制等医院内部管理体制的改革。但是在利用医院的技

_____

　　① 冯允超：《工资改革后工资发放方法的探讨》，《中国卫生经济》1995 年第 5 期。

术优势，达到短期内提升医疗水平，迅速扩大医院规模等方面已经有了明确的发展意向。①

3. 对其他参与人的预期

医生的名义劳务价格被政府压低，医生的收入主要不是通过政府财政拨款的那部分基本工资实现，需要医院作为奖金部分发放的收入。②政府把解决医务人员报酬的责任推给了医院，很多医院采用如下做法：从新工资中浮动的部分中拿出 1/2，加上从个人职务补贴中余留的，两项之和作为激励部分，根据医务人员的工作量，比如门诊量或者住院者住院天数对医务人员进行发放，或者根据每个职工创造的收益或净收入进行发放。③

虽然有的医院实行医院综合目标管理责任制，但实际执行中存在唯经济指标考核的倾向，例如给科室定结余指标，完成指标按一定的比例可作为科室分配，虽然还有一系列其他考核指标作为调节，但基础指标是经济收益。④

在这样的激励制度之下，医生从医院获得的收入的多少取决于他们为患者提供服务和药方的多少。于是，机构层面的激励机制便由于个人层面的激励机制的使用而得到加强。医生、医院作为利益共同体的程度加深了。

在收入最大化的目标之下，医院的组织制度将医生和医疗机构的利益联系在了一起，并取得一致性。强烈的创收动机只有在遇到同样强烈的市场约束和监管约束时，才能真正带来服务结果的改善。医疗行业，由于可度量性低，也就是说，要比较精确度量这些服务的质量和数量会非常困难。政府的行业管制给医疗机构创造了垄断的地位，同时由于作为消费方的患者和支付方的单位及个人无法对医疗机构实施有效的监督，因此，在这样一个高度扭曲的医疗服务市场，医疗机构的内部组织

---

① 李卫平等：《F 医院治理结构分析》，《卫生经济研究》2005 年第 6 期。

② 世界银行：《中国：深化事业单位改革，改善公共服务提供》，《经济研究》2005 年第 8 期

③ 孟庆跃（2005），Review of provider organization Reforms in China，http：//siteresources. worldbank. org/INTEAPREGTOPHEANUT/Resources/502734 – 1129734318233/Reviewofproviderorganization –0730 – Acceptanceofchanges. pdf，2008 年 6 月 24 日访问。

④ 陈志兴等：《国有医院薪酬分配制度的历史变革与发展趋势研究》，《卫生软科学》2003 年第 5 期。

原则给医疗机构和医务人员提供了诱导需求的动力。

"放权让利"的改革使得政府将医院发展的责任推给了医院，虽然政府仍然对医院实行一定程度的行政管理，包括人事任免、编制确定等，但政府对医院经营行为的控制在逐渐减弱。另外由于政府对医院的管理被分解到各个不同的部门，医院的投资、经费补助和院长的任免都是政府所有职能的体现，现在却被分散在不同的政府部门，这就不可避免地增加了政府制定公立医院政策的部门协调成本，弱化了所有者权利的实施。比如政府部门虽然实施大型设备购置和基建项目的审批制度，但是昂贵的高科技项目仍频频引进，医院的楼房越造越大。政府一再控制病床数量和人员编制，以控制财政经费补助的支出，但是医院的病床数量和人员却在不断增加。[①]

政府对医院经营行为控制力减弱的同时，对医院的监督功能也在弱化，即便发现医院的违规行为，包括分解收费、诱导患者多做检查等，大多也是罚款而已，并没有实质性的纠正医院违规行为的举措。因为医疗机构仍然承担政策性负担，面对政府的监管，医疗机构有充足的借口和信息上的优势，在与政府的博弈中，冲破政府的管制，谋求自身的利益。

4. 医院、医生利益共同体的最优策略选择

医院、医生基于收入最大化的原则，通过以下途径，谋取利益。

（1）过度收费

陈和刘[②]对随机抽取的县级医院实际收费进行了调查，发现虽然价格水平被定在了成本水平以下，但是很多服务的实际收费超过了管制价格标准。85%的外科手术收费超过了成本，成本回收率为124%；接生婴儿的收费超过了成本水平的36%；40%的一般性检查和治疗服务收费超过了成本。医院过度收费占到了医疗服务价格的86%至90%。据估计，过度收费所产生的收益可以弥补因为成本与收费差距而导致的损失的20%。

过度收费主要是通过分解服务（即，在计费实践中将一个服务项分成几个子项），以及向病人和医疗服务购买者收取比管制收费标准高的

---

① 周海沙、李亚青、李卫平：《我国公立医院政策演化评述》，《中国医院管理》2005 年第 8 期。

② Chen NS, Liu XZ., "The Policy of Medical Fees and Its Effect", *Shandong Health Economics 1994*, 1：16 – 20.

水平达到的。普遍实行的按服务项目付费使得这种分解收费成为可能。例如，阑尾切除术的监管费用为 70 元，包括麻醉、消毒、手术、材料和常规药物。实际上，70 元的收费仅是人工费用，麻醉、消毒、材料和药物重新计费。因此，实际收费远高于规定价格并超过了单位成本。竞相提供特需服务，包括过度使用高科技医疗服务设备。由于定价原则为基本医疗服务按照扣除财政补助后的成本定价，非基本医疗服务和特需医疗服务按照成本定价或放开价格，对于新的大型医疗设备和诊疗手段，价格的制定往往由医院、主管卫生局和地方物价局根据预期的平均成本协商制定。在确定平均成本时，重要的依据是一项服务或技术将被使用的次数，医院认为对它有利的做法，是根据预测的中等使用率来提出采购计划和定价要求，结果价格也定在中等水平上。大型设备检查项目的价格制定主要是依据设备的折旧值，在定价时折旧值的计算往往采取快速折旧法，一般为 5 年，但实际情况是大型设备的使用年限可以到 8—10 年。

　　医院为了经济利益，必然会倾向于提供更多的非基本医疗服务，特别是特需医疗服务，而减少对基本医疗服务项目的提供。政府允许高新医疗服务收费水平高于成本，医院便通过各种方式，比如向银行贷款、向职工集资等，购买高科技医疗设备。中国正处于大多数医院和许多医疗中心进行诊断设备竞赛中。下面的例子说明了这些问题。一个拥有 600 万人口的城市（天津），1993 年有 68 台 CT 扫描仪；鞍山是一个拥有 140 万人口的城市，1994 年有 12 台 CT 扫描仪；1997 年，青州拥有 15 万人口，有 4 台 CT 扫描仪。研究表明，1995 年对 CT 利用的检查中，只有 10%—20% 的使用是积极的。据估计，10% 的医院财政缺口或者 5% 的成本补偿是通过高科技医疗服务的收益实现的。[1] 赵郁馨的研究也发现，1990—1999 年中国卫生总费用的增长因素中，62% 与技术密集程度提高有关。[2]

---

　　① Mu Y. X. 1996，"Hospital Reimbursement System Versus the Implementation of Social Health Insurance Schemes"，*Chinese Health Economics* 7：12 – 3.
　　② 赵郁馨：《卫生总费用运行特点与增长因素》，《中国卫生经济》2002 年第 3 期。

（2）向病人出售药品，获得收益

药品终端市场上，医生和患者的信息不对称，患者缺乏药品的选择权。虽然药品的消费者是患者，但是药品的选择权和使用权却在医疗机构和医生手中，患者本身只能被动地接受。另外，相对于经济利益，患者在消费时更加注重健康，这是患者或其家属个人选择偏好造成的。

医院事实上控制了处方零售业务，这使得国有医院将其在诊疗服务方面的垄断地位延伸到了处方零售药物上。由于处方药销售占到了整个药品零售额的80%以上，因此，国有医院事实上控制了绝大多数的药品零售业务。这使得国有医院成为药品市场上的双向垄断者：面对众多的药厂和医药经销商，医院处于买方垄断地位；而面对患者，医院处于卖方垄断地位，因为它控制着绝大多数处方药的开放权、销售权。

黄丞、张录法通过对"医药合谋"的内在机理进行数理分析，发现虽然医疗机构可以从更高的回扣率中获利，但是回扣率的提高会减少药商的利润，最终不利于自己目标的实现，因此医疗机构不去要求药商提供更大的回扣率，而是与药商达成"双赢"的合谋模式。[①] 表6—4反映出药品费占门诊和住院费用的比重。

表6—4 卫生部门综合医院，药品费用在门诊费用和住院费用中所占的比例

年份	平均每一诊疗人次医疗费（元）	其中：药费（元）	药费占门诊费用比例（%）	平均每一出院者住院费用（元）	其中：药费（元）	药费占住院费用比例（%）
1989	9.7	6.6	68.04	432.7	232.8	53.80
1990	10.9	7.4	67.89	474.3	260.6	54.94
1991	13.7	9.4	68.61	564.7	309.4	54.79
1992	17.2	11.6	67.44	737.9	398.6	54.02
1993	23.3	15.2	65.24	1021	534.2	52.32
1994	29.6	19	64.19	1273	669.2	52.57
1995	39.9	25.6	64.16	1668	880.3	52.78

---

① 黄丞、张录法：《"医药合谋"内在机理的数理分析》，《武汉理工大学学报》2005年第5期。

续表

年份	平均每一诊疗人次医疗费（元）	其中：药费（元）	药费占门诊费用比例（%）	平均每一出院者住院费用（元）	其中：药费（元）	药费占住院费用比例（%）
1996	52.5	32.3	61.52	2189.6	1091.2	49.84
1997	61.6	37.8	61.36	2384.3	1184.7	49.69

资料来源：卫生部：《中国卫生统计年鉴》，历年数据。

20 世纪 90 年代以来卫生部门综合医院药费占门诊费用的比例在 60% 以上，占住院费用的比例在 49% 以上。

1997 年国家审计署对医疗行业进行审计，发现业务收入结构不合理，药品收入占主导地位，技术劳务收入比例不足 1/3；药品折让收入管理混乱；自立名目乱收费。擅自提高收费标准、重复收费问题较为普遍。[①] 这些从财务账目角度说明了医院上述行为的存在。

医院、医生其他收入：药品生产、零售企业为了促进药品的销售，向医院有关部门和医生支付了"回扣"，这些"回扣"已成为医院、医生以及药品流通领域其他利益相关者（除了患者）的重要收入来源。另外，医务人员会收受病人红包等。

5. 医院和医生结成利益共同体的后果函数中最优决策的物质结果表现

（1）医疗机构业务收入

仍以卫生部门所属综合医院为例，考察业务收入情况（见表6—5）。

表6—5　　1993—1997 年卫生部门所属综合医院业务收入情况

年份	业务收入（万元）
1993	990.4
1994	1217.4
1995	1559.8
1996	1855.7
1997	2031.6

资料来源：卫生部：《中国卫生统计年鉴》，历年数据。

---

① 卫生部：《中国卫生统计年鉴》1997 年，第 165 页。

　　1993—1998 年，医疗机构的业务收入年增长率平均为 21.7%。如果收入的增长是以提供更多更高质量的医疗服务为前提，那么无可厚非，但后面我们将看到，医疗服务的效率实际上是下降的。

　　（2）医生的收入

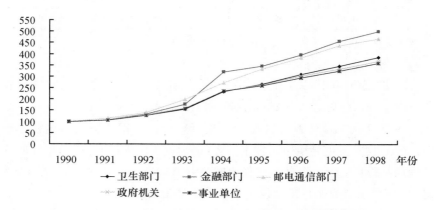

图6—7　卫生部门与其他部门职工年平均工资增长指数变化

资料来源：《中国统计年鉴》，历年数据。

　　图6—7 以 1990 年员工年人均收入为基数，对比了卫生部门、金融部门、邮电通信部门以及政府机关和事业单位 20 世纪 90 年代收入增长指数。选取金融部门和邮电通信部门，是因为它们虽然企业化经营，但20 世纪 90 年代以前是事业单位性质，即使在 20 世纪 90 年代，人员编制和基础工资也是按照事业单位管理，包括定级别、定编制，奖金部分则根据单位盈利状况而定。

　　图6—7 可见，20 世纪 90 年代初期，卫生部门员工年工资增长与政府部门和事业单位保持相同的幅度，1995 年以后，卫生部门略高于政府机关和事业单位，但仍然低于金融、邮电通信等政府垄断性部门，并且与后两者的差距在 1993 年以后越来越大。这反映出，卫生部门员工收入好于政府机关和事业单位平均水平，但与垄断行业相比较，仍显得过低。

（3）医疗费用

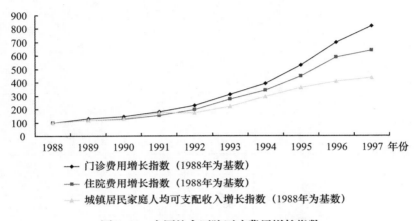

图6—8 全国综合医院医疗费用增长指数

资料来源：卫生部：《中国卫生统计年鉴》，历年数据；《中国统计年鉴》，历年数据。

1988 年到 1991 年，医疗费用与城镇居民家庭人均可支配收入保持同步增长。1992 年以后，门诊、住院费用的涨幅超过了人均可支配收入的涨幅，这种差距在 1995 年以后呈现扩大趋势。并且，由图 6—8 可以发现，进入 20 世纪 90 年代以后，门诊费用的增长指数超过了住院费用的增长指数，这对初级医疗服务的可及性产生了负面影响。

二 公费、劳保医疗递送体系中的公费、劳保医疗患者和单位

除了少数几个进行城镇医疗保险制度改革的试点城市以外，大多数的城镇地区仍然是公费、劳保医疗保险制度。国有企业亏损情况加重。

与 1993 年以前一样，行政、事业性单位和企业缺乏对医疗服务机构的监督和控制，只有通过报销环节来尽量控制医疗费用的上涨。面对上涨的医疗费用，效益好的单位可以为职工医药费报销，而效益不好的单位，尤其是一些企业单位，无法为职工报销医药费。

表6—6　　　　　　　　　　1978—1997 年国有企业亏损情况

年份	亏损金额（十亿元）	亏损国有企业数量占国有企业总数量比例（%）	总亏损/总税前利润（%）	总损失/总净利润（%）
1978	4.21	19.30	5.32	8.27
1979	3.64	17.64	4.21	6.46
1980	3.43	19.17	3.78	5.86
1981	4.60	22.90	4.93	7.93
1982	4.76	20.78	4.89	7.96
1983	3.21	12.75	3.11	5.01
1984	2.67	10.20	2.31	3.77
1985	3.24	9.66	2.43	2.43
1986	5.45	13.07	4.06	7.90
1987	6.10	13.00	4.03	7.76
1988	8.19	10.91	4.62	9.18
1989	18.02	16.03	10.16	24.25
1990	34.88	27.55	23.20	89.86
1991	36.70	25.84	22.09	91.25
1992	36.93	23.36	18.99	69.01
1993	45.26	28.78	18.44	55.39
1994	48.26	30.89	16.78	58.21
1995	63.96	33.53	22.25	96.09
1996	79.07	37.70	28.89	191.61
1997	83.10	43.90	28.58	194.22

资料来源：《中国劳动统计年鉴》（1998 年，第 461 页）；《中国金融年鉴》（1997 年，第 482 页；1998 年，第 482 页）。

在改革时期，中国国有企业的经济表现逐步恶化。从 20 世纪 90 年代中期开始，国有部门的糟糕表现恶化了。正如工业部门的统计数据所显示的那样，20 世纪 90 年代亏损的国有企业数量和亏损金额都有所增加（见表 6—6）。那些亏本经营的企业无法承担员工和退休人员的医疗费用。

表 6—7 反映出国有企业为职工报销医疗费用的比例。

表6—7　　　　国有企业员工患者的门诊和住院费用报销比例 　　（单位：%）

年份	门诊费用报销比例	住院费用报销比例
1989	82.14	73.98
1991	83.84	75.18
1993	81.37	66.95
1997	79.76	57.68

资料来源：John S. Akin elc.（2004），"Did the Distribution of Health Insurance in China Continue to Grow Less Equitable in the Nineties? Results from a Longuitudinal Survey"，*Social Science & Medicine*，58（2004）293 – 304。

无论是门诊费用还是住院费用，报销的比例都在不断下降。这说明，总体而言，国有企业为职工提供的医疗保障程度下降了。

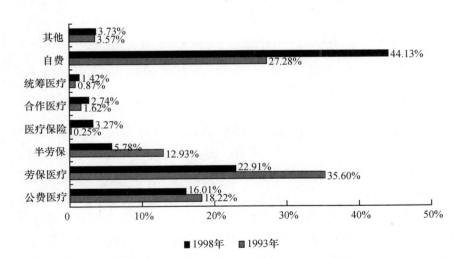

图6—9　1993年和1998年城镇居民医疗保障构成变化

注：其他指商业性医疗保险；医疗保险指实行试点的社会医疗保险；统筹医疗指职工大病统筹和离退休人员大病统筹。合作医疗指参加农村合作医疗保险。

资料来源：《1993年国家卫生服务调查分析报告》《1998年国家卫生服务调查分析报告》。

三　病人

如图 6—9 所示，1993 年到 1998 年，中国城市医疗保障的覆盖范围在急剧缩小。城镇居民中，公费医疗病人的比例由 18.22% 下降到 16.01%；劳保、半劳保医疗病人的比例由 1993 年的 48.53% 下降到 1998 年的 28.69%；1998 年没有被任何医疗保障覆盖的比例达到了 44.13%。

1. 公费、劳保医疗病人

（1）环境的变化

表 6—8 反映出公费、劳保医疗病人医疗费用的变化。

表6—8　　　　　　　　　　公费、劳保病人医疗费用

年份	门诊费用	住院费用
1993	62	1930
1998 *	80	2770
1993—1998 增长率（%）	29.03	43.52

注：* 用消费价格指数进行调整后的数据。

资料来源：卫生部统计信息中心编：《中国卫生服务调查研究第三次国家卫生服务调查分析报告》，中国协和医科大学出版社 2004 年版，第 103、104 页。

城镇居民面对的是超过其收入增长幅度的医疗费用（包括药品费用），同时其医疗保障覆盖率在降低。即使是享有医疗保障的居民，国有企业的亏损导致医药费用自费的比例增加。1997 年，享有保险的病人其住院费用的自费部分已经超过全部住院费用的 1/3。① 许多国有企业越来越难以兑现他们对劳保医疗的承诺。第二次全国卫生服务调查也发现城市职工公费和劳保医疗患者就诊，报销制个人支付比例平均为 22%，包干制，全年包干费用仅为个人门诊费用的 53%。住院费用个

_____

① Akin JS, William H etc (2004), "Did the Distribution of Health Insurance in China Continue to Grow Less Equitable in the Nineties? Results From a Longitudinal Survey, *Social Science Medicine*, 2004, 58 (2), pp. 293–304.

人支付比例平均为 21%。[①]

以上数据反映出，传统保障制度下的城市居民患者，面对的不仅是不断上升的医疗费用，而且医疗费用的报销比例不断下降，即个人自付医疗费用比例不断上升。

（2）对医疗服务的利用情况

通过就诊率和住院率衡量病人对医疗服务机构的利用，并将 1998 年与 1993 年作比较。

表6—9　　　　　　　　公费、劳保病人就诊率和住院率　　　　　（单位：%）

年份	两周就诊率	两周未就诊率	住院率	应住院未住院率
1993	20.08	42.6	6.2	14.5
1998	21.7	49.8	8.3	21.8

资料来源：卫生部统计信息中心编：《中国卫生服务调查研究第三次国家卫生服务调查分析报告》，中国协和医科大学出版社 2004 年版，第 98、101 页。

两周就诊率和住院率 1998 年较 1993 年都有所提高。需要指出，一是公费和劳保医疗就诊率的提高是在公费和劳保医疗覆盖率（尤其是劳保医疗覆盖率）明显下降的情况下产生的，如 1998 年，城市享有劳保医疗的比例由 1993 年的 35.26% 下降到 22.91%，也就是说，劳保医疗覆盖人群占整个城市人群比例减少了 54%。1998 年，仍然享有劳保医疗的人员大多数是经济效益好的企事业单位人员和一些退休人员，这部分人就诊率上升与所在单位经济状况有密切关系。1998 年两周未就诊率和应住院未住院率较 1993 年也有所增加。两周就诊率和住院率的增加反映出，公费、劳保这两种医疗保障制度仍然存在浪费的行为。更能真实反映职工对医疗服务利用的是两周未就诊率和应住院未住院率，因为，这意味着在身体不舒适或者被确认为患病而需要治疗的情况下，无法得到适当的治疗。很有可能是因为，伴随着医疗费用的上涨，一些单位效益不佳，从而无法支付医疗费用，导致一些患病职工较少利用医疗

----

① 《1998 年国家卫生服务调查分析报告》，http：//61.49.18.65/newshtml/8739.htm，2008 年 6 月 24 日访问。

服务。

2. 自费病人

城市自费病人数量的增加。国有企业改革，城镇医疗保障覆盖率降低：1993 年确立要建立市场经济以后，1993 年起国企实施"减员增效"的改革，开始出现大批下岗职工，同时，城镇失业人数也不断增加，下岗职工和失业人群一样，失去了医疗保障。他们就诊的时候，不得不自己支付医药费。

表6—10　　　　20 世纪 90 年代城镇职工下岗和失业情况　　（单位：万人）

年份	失业人数	下岗职工人数
1990	383. 2	—
1991	352. 2	—
1992	363. 9	—
1993	420. 1	300
1994	476. 4	360
1995	519. 6	564
1996	552. 8	891. 6
1997	600	1151

资料来源：《中国劳动与社会保障年鉴》，历年。

20 世纪 90 年代以后，非国有经济得到了很大的发展，由于这些单位没有实施强制性的劳保医疗制度，所以，这些单位的人员，很多需要自费就诊。1997 年，城镇从业人员中，国有经济单位从业人员为1.1 亿人，集体经济单位从业人员为 2883 万人，联营和股份制经济单位从业人员为 511 万人，个体、私营、外商投资经济单位和港澳台投资经济单位从业人员分别为 1919 万人、750 万人、300 万人和 281万人。[1]

---

[1]　劳动和社会保障部网站，http://www.molss.gov.cn/gb/ywzn/2005 - 12/05/content_ 96270.htm，2009 年 4 月 16 日访问。

表 6—11　　　　　　　　　　　　　　自费病人医疗费用

年份	门诊费用（元）	住院费用（元）
1993	41	1139
1998*	44	1477
1993—1998 增长率（%）	7. 32	29. 68

注：* 用消费价格指数进行调整后的数据

资料来源：卫生部统计信息中心编：《中国卫生服务调查研究第三次国家卫生服务调查分析报告》，中国协和医科大学出版社 2004 年版，第 103、104 页。

　　自费医疗病人费用的上涨虽然没有公费、劳保医疗病人那么快，但是由于要全部自费，所以他们的就诊行为也发生了很大的变化。

　　自费病人对医疗服务的利用见表 6—12。

表 6—12　　　　　　　自费病人就诊率和住院率　　　　　（单位：%）

年份	两周就诊率	两周未就诊率	住院率	应住院未住院率
1993	17. 38	40	3. 3	26. 7
1998	13. 67	52.6	3. 4	35. 9

资料来源：卫生部统计信息中心编：《中国卫生服务调查研究第三次国家卫生服务调查分析报告》，中国协和医科大学出版社 2004 年版，第 98、101 页。

　　除了住院率基本不变以外，自费病人的两周就诊率下降，两周未就诊率和应住院未住院率上升。这意味着，自费病人减少了对医疗服务机构的利用。

表 6—13　　　　　　　未就诊和未住院的比重　　　　　（单位：%）

项目	1993 年	1998 年
两周未就诊比例	41. 4	49. 93
其中因经济原因未就诊的比例	4. 31	32. 28
需住院未能住院比例	26. 2	29. 5
其中因经济原因未住院的比例	39. 8	63

资料来源：《1993 年国家卫生服务调查分析报告》《1998 年国家卫生服务调查分析报告》。

就城镇居民总体性而言，与 1993 年国家卫生服务调查相比，经济原因越来越成为制约就诊和住院的因素。

国家卫生服务调查研究小组利用 1998 年国家卫生服务调查的数据对影响城市居民医疗服务利用因素进行了分析。

表6—14　　　　　　　影响城镇居民医疗服务利用的因素小结

	城　市
就诊概率	医疗保险制度、健康状况、收入水平、恩格尔系数、就业状况、性别
住院概率	健康状况、医疗保险制度、恩格尔系数、婚姻、年龄
门诊费用	收入水平、恩格尔系数、文化程度和医疗保险制度
住院费用	医疗保险制度、收入水平、健康状况、年龄

　　资料来源：《1998 年国家卫生服务调查分析报告》。

在 1993 年调查的多变量模型中，影响城市居民门诊概率和住院利用因素除了疾病严重程度、健康状况、年龄和文化程度外，未见经济、卫生服务可得性和医疗保险制度因素的显著性差异，说明在 20 世纪 90 年代初，城市居民门诊和住院利用较为充足。1998 年的研究结果提示出经济状况、贫困程度和医疗保险制度上的显著性差异，表明城市不同人群在医疗服务利用上的鸿沟正在拉大，经济因素、医疗保险制度、就业状况等因素正在约束收入水平低、自费医疗和下岗无业人群的就医行为，在一定程度上抑制他们的医疗服务需求。[①]

第六节　Herder-Dorneich 结构模型中的调控机制分析

对于医疗服务供给方而言，制度相关参数沿相同方向持续变化：按照青木昌彦的比较制度分析理论，如果制度相关参数——如规制政策、组织设计和人力资产特定类型的积累——在互补域以内在一致的方式变

―――――――――

① 《1998 年国家卫生服务调查分析报告》。

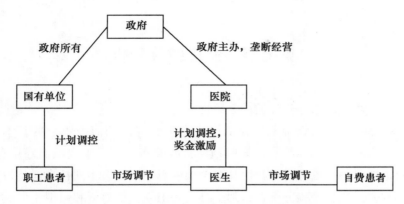

图 6—10　1993—1997 年城市医疗服务递送体系的
Herder-Dorneich 结构模型

动，制度变迁的动态过程将可能被启动。但制度相关参数必须沿相同方向持续变化，更重要的是，内生变量（参与人策略）的互补性将为制度变迁提供动力。[①]

医疗服务供给方（包括医疗机构和医生）的相关参数，包括政府财政拨款对医疗机构发展实际所起作用的降低、医疗机构获得了更多的经营自主权、医疗服务市场中自费患者比例的增加等，从这些参数的变化，我们可以发现，这些参数都在朝着一个方向变化，即使得医疗机构在市场中的主体性地位越来越强，而这种主体性地位是缺乏约束和监督的，无论是来自政府的监督（政府在对医疗机构控制力减弱的同时，并没有强化对医疗机构的监督职能），还是来自付费方（包括国有单位、病人）或其他第三方的。

这样，在原有的公费、劳保、自费医疗体制框架下，医疗机构获得了充分的垄断性市场地位，虽然政府运用了一些行政手段，但在政府与医疗服务供给方的博弈中，政府的管制手段渐渐失效。

---

① ［日］青木昌彦：《比较制度分析》，周黎安译，上海远东出版社 2001 年版，第334 页。

第七节　制度绩效分析

一　中国城市卫生保健的公平性分析

健康是实现人类福利以及克服社会不利因素的消极影响的基本条件。人们对于卫生体系有这样的预期：能够相对平等地提供医疗服务，并对最弱势的人群提供保护。从两个维度对中国城镇不同社会经济群体之间的差异进行经验分析，这两个维度是卫生保健筹资和对卫生保健的利用。

1. 卫生保健筹资公平性分析

在卫生保健筹资问题上，公平意味着应该根据人们的支付能力而不是所获得的医疗服务来进行筹资。更具体地说，公平的卫生保健筹资至少应符合两个标准。第一，病人个人不能因就医而倾家荡产，或者为此支付超出其收入的金钱。换句话说，公平的卫生保健筹资要求有高水平的风险分担机制或者保险制度。第二，穷人应该比那些有钱的人向医疗体系支付更少的费用。由于收入低，穷人必须将收入的绝大部分用于满足像食物、住房等基本生活需求方面。所以说卫生筹资应该反映穷人和富人在可支配收入上的区别。[1] 基于这些原因，我们用医疗保障覆盖率（包括不同人群的医疗保险覆盖率）和年收入中用于医疗保健的费用比重来分析卫生保健筹资的公平问题。

由上文中的城镇医疗保障覆盖情况可见，1993 年到 1998 年，中国城市医疗保障的覆盖范围在急剧缩小。到 1998 年，没有被任何医疗保障覆盖的比例达到了 44.13%。城市居民中将近 45% 的居民看病完全要自费，体现了医疗费用负担的不公平性。

经济和收入水平是影响居民医疗服务需求和利用的重要因素。为了分析不同时期居民经济收入对医疗服务的需求和利用的影响及其变化，我们进行收入五等分组分析。

---

[1]　王绍光：《政策导向汲取能力与卫生公平》，《中国社会科学》2005 年第 6 期。

表 6—15　　城镇居民 1993 年和 1998 年收入五等分组变化情况

	收入组				
	最低	第二	第三	第四	最高
1993 年人均收入（元）	739	1255	1677	2193	3848
1998 年*人均收入（元）	757	1362	1909	2550	4595
1993—1998 年均增加（%）	0.48	1.65	2.62	3.06	3.61

注：*以 1993 年可比价格计算。

资料来源：卫生部统计信息中心编：《中国卫生服务调查研究第三次国家卫生服务调查分析报告》，中国协和医科大学出版社 2004 年版，第 84 页。

　　首先，分析不同收入阶层的收入变化情况。由表 6—15 可见，收入越高的阶层，在 1993—1998 年中，收入增长得越快。

　　图 6—11 为收入五等分组的保障覆盖比重的变化。

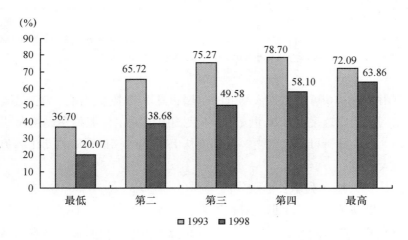

图 6—11　城镇居民 1993 年和 1998 年收入五等分组保障覆盖变化情况

资料来源：卫生部统计信息中心编：《中国卫生服务调查研究第三次国家卫生服务调查分析报告》，中国协和医科大学出版社 2004 年版，第 86 页。

　　从整体来看，各个收入组的医疗保障覆盖率都有所下降。最低的三个收入组下降的幅度较大。1993 年，最低收入组被医疗保障所覆盖的比例已经很低了，此后则进一步降低，最低收入层只有 20% 的居民拥有医疗保障。在 1998 年，收入越低的阶层，医疗保障拥有率越低。

纵向公平的概念是指相对于高收入人群，低收入人群所承担的经济负担应该更少一些。确切地说，一个人越富有，那么他用于卫生保健的支出占其非食品支出的比例就应该越高。这是评估医疗筹资累进性的方法之一。

表 6—16   城镇居民医药卫生支出变化情况

	收入组				
	最低	第二	第三	第四	最高
1993 年医药卫生支出（元）	104	102	115	113	152
1998 年*医药卫生支出（元）	72	98	121	155	216
1993—1998 年均增加（％）	−7.16	−0.87	0.98	6.6	7.31
1998 年医药卫生支出占非食品支出比例（％）	20.55	19.52	18.46	16.88	16.01

注：*以 1993 年可比价格计算。

资料来源：卫生部统计信息中心编：《中国卫生服务调查研究第三次国家卫生服务调查分析报告》，中国协和医科大学出版社 2004 年版，第 85 页。

由表 6—16 可见，收入越低的阶层，其医药卫生支出占非食品支出的比例越大，这说明，20 世纪 90 年代，中国卫生保健筹资制度是累退性的。以上分析可见，卫生筹资制度从 1993 年到 1998 年的变化趋势是向富人倾斜。

2. 医疗服务利用公平性分析

卫生保健筹资的累退性日益增强，导致一种危险，即享有更好医疗保障或更有能力支付相关费用的人将获得更多的医疗服务，而真正需要医疗服务的人却得不到服务。

表 6—17 可见，1993 年，两周就诊率方面，公费、劳保患者比没有任何医疗保险的患者高出 15.5％（20.08％/17.38％）；到了 1998 年，差距扩大到 58.7％（21.70％/13.67％）。而在住院率方面，上述两类人群的差距更大。从 1993 年的差距 87.9％，扩大到 1998 年的 1.44 倍。

表 6—17　　　　不同医疗保障类型对医疗服务的利用及其变化　　（单位：%）

年份	两周就诊率				住院率			
	公费&劳保	其他社保	商业保险	无医疗保障	公费&劳保	其他社保	商业保险	无医疗保障
1993	20.08	23.97	12.59	17.38	6.2	4.2	3.7	3.3
1998	21.70	19.05	11.15	13.67	8.3	4.0	4.8	3.4

资料来源：卫生部统计信息中心编：《中国卫生服务调查研究第三次国家卫生服务调查分析报告》，中国协和医科大学出版社 2004 年版，第 98、101 页。

表 6—18　　　　　　不同收入居民住院率的变化　　（单位：%）

年份	收入组				
	最低	第二	第三	第四	最高
1993	4.53	5.13	5.26	4.86	5.32
1998	3.07	3.07	3.67	4.26	4.20
比 1993 年降低了	32.23	40.16	30.23	12.35	21.05

资料来源：卫生部统计信息中心编：《中国卫生服务调查研究第三次国家卫生服务调查分析报告》，中国协和医科大学出版社 2004 年版，第 88 页。

用住院率来衡量不同收入的阶层对医疗机构的利用，因为相对于门诊服务而言，住院更具有刚性。1993 年，最低收入组的住院率最低，而最高收入组的住院率最高。1998 年，同样如此。1993—1998 年，各个阶层的居民住院率都呈下降的趋势，而收入较低的三个组下降的幅度相对较大，居民住院率与 1993 年相比下降的幅度都在 30% 以上。这导致最低收入组与最高收入组居民住院率的差距由 17.4%（5.32%/4.53%）扩大为 36.81%（4.20%/3.07%）。这意味着，即使在健康状况很差的情况下，许多穷人也无法得到所需要的医疗服务。

简而言之，20 世纪 90 年代以来，在中国城市里，有医疗保障和没有医疗保障，以及富人和穷人之间医疗服务利用差距在扩大。

二　医疗服务供给方的效率

用病床使用率和出院者平均住院日作为衡量医疗机构效率的指标。

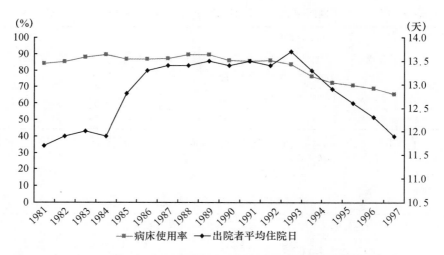

图6—12　卫生部门综合病床使用率和出院者平均住院日变化

资料来源：卫生部：《中国卫生统计年鉴》，历年数据。

　　20世纪90年代以来，卫生部门将缩减平均住院日作为提高医院效益的突破口，城市大型综合医院开展了缩短平均住院日改革工作。① 从图6—12可见，20世纪90年代以来，卫生部门综合医院出院者平均住院日呈下降的趋势，这表明，卫生部门进行的缩短平均住院日的努力取得了效果。但是与国际比较，美国的出院者平均住院日在20世纪90年代末不足7天；英国阑尾炎手术病人的住院日在20世纪80年代为5.4天，中国这一数字为7.2天。② 可见，与一些发达国家相比，出院者平均住院日仍显得偏高。而病床使用率自1992年以来持续下降。

　　为了进一步分析医疗机构的效率，用诊疗人次和住院人数两个指标来衡量医院的工作量。

　　由图6—13可见，卫生部门综合医院诊疗人次和住院人数在20世纪90年代呈现出下降的趋势，反映出业务量的缩小。

　　综合以上分析，虽然平均住院日缩短了，但病床使用率在不断下

---

　　①　卫生部：《中国卫生统计年鉴》1993年，第218页。

　　②　国务院：《对中国医疗卫生体制改革的评价与建议，报告二，改革开放以来中国卫生投入及其绩效分析》，《中国发展评论》2005年增刊第1期。

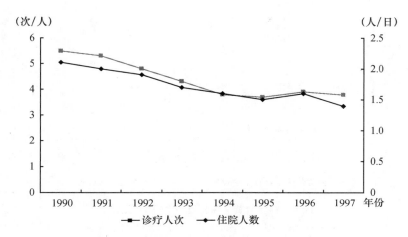

图6—13　卫生部门综合医院诊疗人次和住院人数变化

资料来源：卫生部：《中国卫生统计年鉴》，历年数据。

降，诊疗人次和住院人数呈下降趋势，表明卫生部门的效益与 20 世纪 90 年代初相比下降了。

三　公费、劳保医疗费用继续上涨

政府与医疗机构的策略互动导致了医疗费用的快速上涨，而政府自身也付出了代价。

图 6—14 可见，与 1985 年至 1992 年相比较，1993 年至 1997 年公费、劳保医疗费用增长速度与同期财政支出增长之间的差距越来越大。出于减轻政府财政负担，以及配合国有企业改革的需要，政府决定对城镇职工医疗保险制度进行改革。但改革的初衷是解除政府的财政压力，所以从试点改革措施来看，重点偏向于医疗保险基金的筹集和管理，虽然有的地方认识到医疗费用支付方式对医疗费用上涨会产生重大影响，但改革所涵盖的是那些享有公费、劳保医疗的城镇职工。而在医疗服务市场上，那些完全自费看病的患者，他们的就诊行为缺乏资金保障的时候，政府却忽略了针对他们的改革。

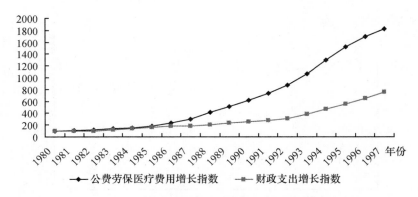

图6—14　公费、劳保医疗费用增长曲线

资料来源：顾昕等：《诊断与处方——直面中国医疗体制改革》，社会科学文献出版社2004年版，第81页。

四　总结

政府意识到医疗服务的定价机制存在问题，并提出了整改的目标，但由于政策的滞后性，以及改革的方式是小步调整，在20世纪90年代末期以前，整体上医疗服务价格扭曲的机制没有得到改变。并且，药品的定价机制同样呈现出扭曲的状态，而这种扭曲的状态，加上国有医院的垄断地位，使得医院垄断了医疗服务和药品的供给。

随着政府对医疗机构财政拨款实际所起作用的降低，医疗机构的行为逐渐趋于营利性。全局性的市场化改革，一方面使得医疗机构市场主体地位增强；另一方面使得自费看病的比例，以及享受医疗保险但自付费用的比例都增加。导致的结果是医疗机构营利性增强，在缺乏监督机制下效率降低，医疗服务利用的不公平性也增加。

政府对医疗机构财政拨款占医疗机构的总收入比例越来越低，同时，赋予了医疗机构更大的经营自主权，而且把医院业务收入和医务人员的收入与创收联系起来，这样就把管理者和职工置于一种"剩余索取者"的位置①。工资外收入已经制度化并且成为报酬结构的一部分，这就造就了医院追求创收的积极性。医疗机构业务收入快速增长（增加明显），但工作效率下降。强烈的创收动机只有在遇到同样强烈的市场约束和监管约束时，才能真正带来服务结构的改善。但医疗服务领域存在着制度性缺陷：医疗服务供给方的主导性地位；监管体制不健全；市场竞争不完全且价格机制被高度扭曲。

　　总之，20 世纪 90 年代以后的制度相关参数的变化方向，朝着加强医疗服务供给方的垄断性主体地位发展。这导致了经济状况越来越成为决定城镇居民能否就诊的主要原因，同时，医疗机构的效率因为缺乏监督和控制不断下降。

---

　　①　世界银行：《中国：深化事业单位改革，改善公共服务提供》，《经济研究》2005 年第 8 期。

第七章

城市医疗服务递送体系改革的
第四阶段：1998—2008 年

　　20 世纪 90 年代以来政府主导的医疗保障体制改革，选择的路径是选取试点城市进行试验，然后总结经验，将试点范围扩大。到 20 世纪 90 年代末期，试点性改革积累了经验。同时，20 世纪 90 年代以来的全面市场化改革，将医疗服务供给方置于主导地位，而针对医疗服务，无论是来自政府的监管，还是来自市场的制衡，都很薄弱。医疗费用的高速增长成为事实。这些对作为改革主导方的政府的主观博弈模型结构产生了影响。

第一节　政府主观博弈模型的变化

一　环境的变化

　　20 世纪 90 年代中期以来，城镇职工医疗保险"两江"试点改革及其扩大试验，为全面的医疗保障改革积累了经验。医疗费用的快速上涨，超过了城镇居民收入的增长幅度，经济原因成为制约城镇居民就诊的重要因素。

二　政府的信念对其他参与人的预期

　　强调卫生事业是政府实行一定福利政策的社会公益事业[①]。必须改

---

　　① 政府对发展卫生事业负有重要责任。各级政府要努力增加卫生投入，广泛动员社会各方面筹集发展卫生事业的资金，公民个人也要逐步增加对自身医疗保健的投入。引自中共中央、国务院（1997），《关于卫生改革与发展的决定》。

变以前的医疗费用单位制为社会筹资，同时政府也意识到，单纯地进行医疗保障制度改革，而不涉及国有医疗机构占统治地位的医疗机构改革，那么医疗改革不可能获得成功。[1] 政府认识到政府对发展卫生事业负有重要责任[2]，同时希望国家、单位、个人共同承担医疗费用；希望通过竞争机制的引入，使得医疗机构改善服务，提高质量，降低医疗费用。

三　政府策略选择：政府改革措施

改革的主要措施包括以下内容。

（1）明确提出"基本医疗保险"的概念和制度框架，建立城镇职工基本医疗保险制度，内容包括以下几方面。[3]

广覆盖：城镇所有类型的单位（雇主），包括机关和事业单位，都参加基本医疗保险。这些单位中的正式雇员，都参加基本医疗保险；城镇个体经济组织业主和从业人员以及乡镇企业的雇员是否参加基本医疗保险，由地方政府自行决定。

缴款率：依照工资税的方式，雇主以 6%，雇员以 2% 的比例缴纳。地方政府可以根据经济发展情况对缴款率进行调整。

保险基金机构：所有基金都分设社会统筹账户和个人账户。雇员方缴费全部进入个人账户；雇主方缴费大约 30% 进入个人账户，具体比例由地方政府自行决定。

统筹层级与行政管理：医保基金在地或市一级统筹，由隶属于地方劳动与社会保障局的社会保险经办机构负责管理。

给付结构：社会统筹账户设立支付的起付线和封顶额，一般分别为当地职工年平均工资的 10% 和 400%，具体比例由地方政府自行决定。从社会统筹账户支付必须设立共付机制，个人自付比例亦由地方政府自行决定。个人账户的支付办法由地方政府自行决定。

医疗服务递送：实施定点医疗服务机构和药店制度，认证工作由当

---

① Gardon Liu（2004），"Urban Health Insurance and Financing in China"，http：//siteresources. worldbank. org/INTEAPREGTOPHEANUT/Resources/502734 – 1129734318233/urbanhealthinsurance，10 – 08 – 04. pdf 2009 年 4 月 16 日访问。

② 中共中央、国务院（1997）：《关于卫生改革与发展的决定》。

③ 国务院（1998）：《关于建立城镇职工基本医疗保险制度的决定》。

地政府劳动与社会保障、卫生和财政部门组织。

监管：由政府有关部门代表、用人单位代表、医疗机构代表、工会代表和有关专家参加的医疗保险基金监督组织，实施对医疗保险基金的社会监督。

针对没有医疗保障的城镇非从业居民，国务院从 2007 年开始在一些城市启动城镇居民医疗保险试点。不属于城镇职工基本医疗保险制度覆盖范围的中小学阶段的学生（包括职业高中、中专、技校学生），少年儿童和其他非从业城镇居民都可自愿参加城镇居民基本医疗保险。城镇居民基本医疗保险以家庭缴费为主，政府给予适当补助（每年按不低于人均 40 元）。城镇居民基本医疗保险基金重点用于参保居民的住院和门诊大病医疗支出。经过三年的试点，2010 年，城镇居民医保在全国正式全面推开，但仍是自愿参加。城镇居民医保的参保者就诊时，同城镇职工医保参保者一样，先按规定自付费用，然后到社保机构报销。

（2）针对医疗机构的改革主要是三方面。一是鼓励公立医院进行产权改革。二是开始重视社区卫生服务工作。1999 年颁发了第一个发展社区卫生服务政策指导性文件《关于发展城市社区卫生服务的若干意见》，2001 年卫生部发布《城市社区卫生服务基本工作内容》等文件。三是提出建立新的医疗机构分类管理制度①：将城镇医疗机构分为非营利性和营利性两类进行管理，根据医疗机构的性质、社会功能及其承担的任务，制定并实施不同的财税、价格政策。2000 年提出取消医疗服务价格政府定价，对公立非营利性医疗机构实行政府指导价，对营利性医疗机构实行市场调节价。

（3）对药品经营管理体制进行改革，政府改变药品价格的管理方式，采用如下两种方式管理药品价格。

直接价格控制：制定《国家基本医疗保险药品目录》，对纳入《国家基本医疗保险药品目录》的药品和医保目录以外的少数生产经营具有垄断性和特殊性的药品实行政府指导价或政府定价。医保目录以外的药品，由企业自主定价。另外，明确规定制药企业可以对政府定价的药品

---

① 卫生部（2000）：《关于城镇医疗机构分类管理的实施意见》，《关于改革医疗服务价格管理的意见》。

申请单独定价①。

药品集中招标采购②：医疗机构购进的药品实行药品集中招标采购。中标药品零售价格的核定，实行以中标价为基础顺加规定流通差价率的作价方法，即中标药品零售价格＝中标价×（1＋规定的流通差价率），具体差价率由省级价格主管部门确定。属于政府定价范围的药品，中标零售价格不得超过价格主管部门制定公布的最高零售价格。

另外，规定社会药房也可以出售处方药。

四 作为政府最优决策后果函数的物质结果表现：政府承担卫生发展责任的变化

表7—1　　　　1998—2008 年，政府卫生事业费的变动情况

年份	卫生事业费（亿元）	财政支出（亿元）	卫生总费用（亿元）	卫生事业费占政府财政支出的比重（％）	卫生事业费占卫生总费用的比重（％）
1998	243.13	10798.18	3678.72	2.25	7.69
1999	269.52	13187.67	4047.5	2.04	6.12
2000	296.05	15886.5	4586.63	1.85	5.93
2001	341.34	18902.56	5025.93	1.81	6.24
2002	381.66	22053.15	5790.03	1.73	6.05
2003	473.79	24649.95	6584.1	1.92	6.67
2004	511.71	28486.9	7590.29	1.80	6.74
2005	628.14	33930.3	8659.91	1.85	7.25
2006	794.26	40422.7	9843.34	1.96	8.07
2007	1129.65	49781.4	11573.97	2.28	9.76
2008	1381.79	62592.7	14535.40	2.21	9.51

资料来源：卫生部：《中国卫生统计年鉴》，历年数据。

---

① 只要其中一家企业认为其产品的质量和有效性、安全性明显优于或治疗周期、治疗费用明显低于其他企业同种药品，且不适宜按《政府定价办法》规定的一般性比价关系定价的，就可以申请单独定价。单独定价也是由政府价格主管部门确定最高零售价，而不是由企业自主定价，只是这一政府定价明显高于其他同类药品政府定价。引自国家计委于 2000 年 11 月发布《关于单独定价药品价格制定有关问题的通知》，《改革药品价格管理的意见》。

② 卫生部等（2000）：《关于城镇医药卫生体制改革的指导意见》。

考察政府卫生支出的变化，由表7—1可见，卫生事业费占政府财政支出的比重以及卫生事业费占卫生总费用的比重呈现出较为相似的变化轨迹，即1998—2002年两个指标呈现出下降的趋势，2003—2008年呈现出上升的趋势。这与2003年中国发生了SARS疫情，政府加大了对卫生事业的投入有关。进一步，将该时期的初期与末期进行比较，卫生事业费占卫生总费用的比重末期数值显著大于初期，而卫生事业费占政府财政支出的比重末期数值小于初期，后一指标尤其反映政府在卫生事业上的投入态度。可见，虽然政府明确表示，政府对卫生事业的发展负有责任，各级政府要增加对卫生的投入，但数据显示，这一阶段，政府的卫生支出责任并没有增强。

与此相对应，医疗机构的收入主要来自向患者收费。依然以卫生部门综合医院为例，用财政拨款占医院的总收入作为考察财政拨款对医院运营的影响的指标。图7—1可见，财政拨款占医院总收入的比重在1998—2008年徘徊在6%—7.5%。这意味着，医院超过90%以上的收入来自向患者收费。

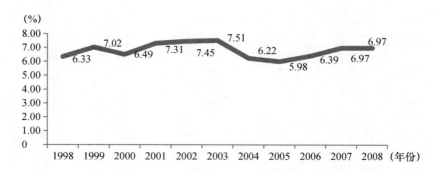

图7—1　财政拨款占卫生部门综合医院总收入的比重，1998—2008年
资料来源：卫生部：《中国卫生统计年鉴》，历年数据。

第二节　城市医疗服务递送体系流程的
Herder-Dorneich 模型表述

城镇职工基本医疗保险框架下，新成立由政府社会保障局管理的社保机构，负责对城镇职工医疗保险基金进行管理，不仅如此，社会保险经办机构负责确定定点医疗机构和定点药店。[①] 社保机构取代了过去由国有单位支付医疗费用的职能。因为城镇居民医疗保障模式主要是城镇职工基本医疗保险和自费（见后文城镇居民医疗保障覆盖比例），所以主要考察这两种情况。

城镇职工基本医疗保险服务递送的 Herder-Dorneich 模型的构建见图7—2。

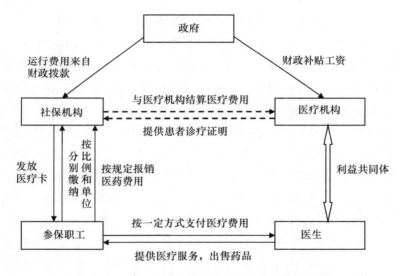

图 7—2 Herder-Dorneich 模型下的城镇职工基本医疗保险服务递送模型

流程说明：职工和单位按照一定的比例向社保机构缴纳费用，成为参保职工。职工就诊时，按一定的结算方式向定点医疗机构支付费用。属于基本医疗保险基金支付的医疗费用，一般由社会保险经办机构与定点医疗机构和定点零售药店直接结算。暂不具备条件的，可先由参保人员或用人单位垫付，然后由社会保险经办机构与参保人员或用人单位结算。有些地方参保职工个人支付自付的部分，其他的由医疗机构记账后

① 国务院（1998）：《关于建立城镇职工基本医疗保险制度的决定》。

同医保经办机构结算，如杭州。① 有些地方，如北京，仍然实行报销制，即患者先垫付全部费用，然后到社保机构寻求报销。医疗保险机构对医保患者进行报销的时候，按照起付线、共付比例和封顶线等手段控制医保基金的收支平衡。

实线为患者就诊时，个人先垫付，然后到社保机构寻求报销的模式；虚线为患者只需支付个人自付的费用，其他统筹基金支付的费用由社保机构和医疗机构直接结算的模式。全国大部分省市实行的是定额结算、总量控制的结算模式。

城镇职工定点的医疗机构大都为政府所有的非营利性医疗机构，一般选定为两家以上，政府依然通过财政拨款的方式予以扶持。社保机构属于政府设立的事业单位，运行资金来自政府财政。城镇职工医疗保障体制改革并没有改变医疗服务机构的激励机制，所以医疗机构与医生的利益共同体关系仍然维持。

医疗费用支付程序：根据统账基金支付范围的不同，职工医疗保险制度运行模式大致可分为"通道式"和"板块式"。"板块式"，即个人账户管门诊，统筹基金管住院。参保人员每次发生的住院医疗费用，需个人先自付一定的起付标准（起付标准随住院次数逐次降低），然后进入统筹按比例支付；门诊费用个人账户用完后个人自付所有费用。"通道式"，参保人员发生的医疗费用先由个人账户支付，个人账户用完后自付起付标准内的费用，超过起付标准后，统筹基金对门诊和住院费用实行不同的报销比例。

医疗费用结算办法：个人账户在支付门诊费用时，主要按照服务项目付费。在住院费用的支付方面，各地针对原先按服务项目付费进行了改革。有的实行按服务单元付费，也有按病种付费，也有的地方探索总额控制下的按住院人次定额付费。全国大部分省市实行的是定额结算、总量控制的结算模式。②

---

① 金哲锋等：《杭州市基本医疗保险门诊违规情况分析与对策》，《中国卫生经济》2003年第 22 卷第 3 期。

② Mengqingyue，"Review of Health Care Provider Payment Reforms in China"，http：//siteresources. worldbank. org/INTEAPREGTOPHEANUT/Resources/502734 － 1129734318233/Reviewofproviderpaymentreforms-final. pdf，2009 年 4 月 16 日访问。

针对自费病人仍然采用按服务项目付费的方式。

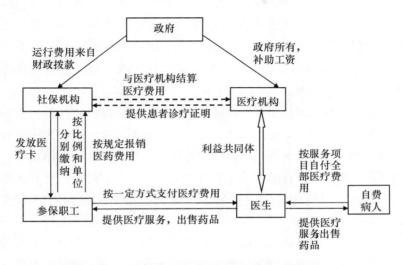

图 7—3　包含社会保险和自费的城镇医疗服务递送
体系的 Herder-Dorneich 模型

第三节　参与人（除政府外）的博弈结构分析

一　社保机构（医疗保险经办机构）

社保机构属于事业单位性质，其运行经费包括人员薪酬来自地方财政拨款，而非参保人缴费。这样，社保机构倾向于对政府负责，而非受制于参保人的制约。所以，医疗保险经办机构更多地考虑的是医疗保险基金的收支平衡。

医疗保险基金支付的费用，主要是在医疗服务行为发生之后，由社保机构和医疗单位根据事先签订的协议，按一定的结算方式和考核指标，采用按月结算结合年终总决算的方法来实现。而社保机构与医疗服务单位签订的协议是以医疗机构各项收费价格综合形成的医疗费用。这意味着，医疗保险机构无法控制已经由医疗机构确定的价格，只有通过与患者共同分担费用来减少基金风险。为了避免出现赤字，用各种手段限制参保人的利益：起付线、自付率、封顶线、可报销药品目录等各种手段，对病人的就医行为进行严格的控制。这与一些国家，由医疗保险机构与医疗服务供方协商价格有着本质的区别。而目前中国的医疗保险机构对医疗服务提供方的管理，可以采取的手段主要是核查机构是否乱收费，对于医疗服务的产品种类、数量以及价格没有有效的控制办法。

另外，医疗服务由于存在严重的信息不对称，使得客观评估临床医生诊断和治疗以及处方与用药合理性的成本大大增加，从而无法有效实行事前或实时监控。即使是社保机构直接与医疗机构进行费用结算，由于处方审核和病案审核的方式工作量太大，且审核周期长，面对众多的医保收据，社保机构仅凭自身的专业能力无法对医疗服务进行有效监控。

以北京市社保局处理的海淀区和平谷区的医院违规为例，都是因为冒名住院就医，骗取医疗保险金的行为，而没有一例违规是因为处方用药的不合理。[1]

二　医疗服务供给方

1. 环境参数的变化

药品领域的变化：单独定价政策导致企业通过改变剂型、规格、包装和用途，或者添加少数无关紧要的成分以申报新药名和新商标的办法来开发成所谓的"新药"，[2] 然后利用单独定价政策或企业自主定价政策重新定价为高价药品。

---

① 顾昕等：《诊断与处方——直面中国医疗体制改革》，社会科学文献出版社 2004 年版，第 119 页。

② 新药审批分成 3 个阶段：新药临床申报、新药临床试验以及新药证书和生产批件申报。几乎在每个阶段，都可以找到利益关联者。在临床申报阶段，由于没有一个机构能对审核新药的药监局和专家组进行监督，使得新药报批存在着各种寻租的可能性，违规申报屡见不鲜。而进入临床试验阶段，有些药厂以科研课题合作的名义对医院和专家进行赞助，希望能够通过医院和专家的临床试验拿到新药的批文。如今的药品市场，一方面国家发改委强行降低药价；另一方面，药企纷纷借新药之名谋求自主定价，抬高药品价格。博弈的结果是，降下来的廉价药逐渐从市场上消失，取而代之的是价格再度飙升的伪新药。黄丞、张录法：《"医药合谋"内在机理的数理分析》，《武汉理工大学学报》2005 年第 5 期。

　　实行药品集中招标采购后，不少地方招标主体混乱①。由于大量政府管理机构的介入，导致环节陡增、人员庞杂，医药生产企业和流通企业需要"公关"的对象更多了，招标办主任、卫生局局长、药事委员会的相关委员，全都进入需要公关的名单，公关成本明显增加，导致药价也相应增长。②

　　国有医院垄断地位得到加强。以卫生部门所属医院为例，考察它在门诊和住院方面的市场占有率。

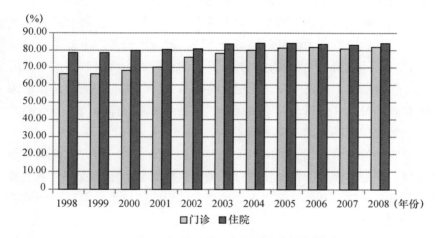

图 7—4　卫生部门所属医院的市场占有率

资料来源：卫生部：《中国卫生统计年鉴》2009 年。

　　图 7—4 可见，卫生部门所属医院无论是在门诊还是在住院市场的占有率都呈现出逐年攀升的态势，2004 年之后，卫生部门所属医院市场占有率，门诊服务和住院服务均超过了 80%，国有医院在医疗服务

---

　　①　有的是当地卫生行政部门直接组织招标，也有的成立了隶属当地卫生行政部门的药品招标采购机构，还有的是交给与卫生行政部门有千丝万缕联系的公司去组织招标。如西北某省卫生厅厅长临退休时被安排担任了招标办主任。华东某省省级医院由省卫生厅成立招标办，地市级医院则由地市卫生行政部门成立招标办。《药品招标：政府扮演尴尬角色》，http：//finance. sina. com. cn/b/20020717/233488. html，2009 年 4 月 14 日查阅。

　　②　张映光、戴维：《药价之谜》，《财经》2005 年第 26 期；徐慧：《医院药品招标存在惊人黑幕》，《北京现代商报》2004 年 4 月 8 日。

领域占有绝对的强势地位。

医疗服务价格管理体制和制定机制虽有所调整，但仍存在一些问题。

国家管理医疗服务价格的体制是统一政策，分级管理。国家计委（国家发展和改革委员会）负责制定医疗服务价格管理政策和规章，不具体制定医疗服务价格，地方物价部门负责制定具体的医疗服务项目和价格。国家计委（国家发展改革委员会）是制定价格政策的政府部门，它会同财政部、卫生部共同制定医疗服务价格制定和调整的方针政策、作价原则；规范医疗服务项目名称和服务内容；制定医疗服务成本测算方法。不同政府部门关心的问题有所不同。省级物价部门主要关心的是保证社会整体物价水平稳定，人们有看病的支付能力。财政部门考虑的问题是保持政府卫生财政预算的稳定性。卫生部门关心的问题是保证医院有合理的补偿，保持其正常的运行。而社会劳动保障部门主要关心的是社会医疗保险基金的收支平衡。

省级物价主管部门会同同级卫生部门按照国家制定的方针政策和作价原则，制定本辖区非营利性医疗机构的医疗服务价格，或只制定主要医疗服务的价格，其他医疗服务的价格由各市的价格主管部门会同卫生部门制定。

现行医疗收费标准制定权绝大多数仍集中在省级有关部门。与其他事业性收费相比，医疗收费具有专用性强的特点，主要体现在收费项目繁多，成本构成复杂，每个医疗项目所涉及的患者情况千差万别。由于全省各地经济发展、医疗技术及居民消费水平等各方面的差别，使得这种高度集中的管理体制与实际需要不相适应。[1]

由于分级管理，对全国而言，医疗服务项目的数量、内涵都不统一，项目少的有 2000 项，多的达 6000 项，全国累计不重复的项目有 3 万多项。由于各地的经济发展水平不同，收费项目不同，所以价格水平也不一样。[2]

1996 年开始的医疗服务成本调查，在 20 世纪 90 年代末基本进行完

---

[1] 蒋心梅：《对改革医疗服务价格管理体制的看法》，《卫生经济研究》2001 年第 6 期。

[2] 李镭：《关于医疗服务价格管理问题》，2000 年中国医院院长高级论坛。

毕。1998 年，政府公布了医疗成本，以此为基础，于 2000 年颁布了医疗价格改革文件，要求调整不合理的医疗服务价格，体现医务人员的技术劳务价值。但医疗成本核算方面仍存在着一些突出的问题，具体而言，医疗成本核算内容不完善：由于医务劳动计量标准不规范，大部分医院在成本核算中只简单地以门诊人次、住院天数作为计量单位，对于病人病情轻重、诊断的难易程度、诊疗中存在的风险、医务人员在提供服务中不同的技术含量没有得到真正反映。另外，医疗成本核算方法体系及信息化欠成熟，也不能正确反映所消耗的真实成本。[1]

以新的医疗成本核算为基础，政府在 20 世纪 90 年代末，对医疗服务的价格进行了调整：调高医疗服务收费价格，降低大型高科技医用设备收费价格。孟庆跃[2]等对 2000 年的价格改革的效果进行了分析，发现，医疗服务成本与价格标准扭曲的程度有所减缓，但价格扭曲的现象仍难以避免，原因在于：

（1）收费标准制定者很难掌握所有医疗服务项目的成本信息；

（2）即使掌握了成本信息，也是社会平均成本，不可能按照每个医院的服务项目成本进行定价，而医院之间各个项目之间的成本差别很大；

（3）即使在某个时点制定出了符合医院成本水平的收费标准，由于价格调整的滞后，还会产生价格扭曲的现象。

另外，孟庆跃等人的调查还发现，医疗机构并没有严格执行政府制定的价格，存在医疗服务供方价格扭曲的现象。

2. 医疗服务提供方的信念，及对其他参与人的预期

经过 20 世纪 90 年代的发展，医院管理者和医生普遍认为医院是他们"做大的"，医院资产也有他们一份，导致国家作为公立医院所有者代表的地位在公立医院员工心目中已经淡化和模糊。[3] 城镇职工医疗保障体制改革及一些医疗费用支付方式的改革，虽然有的改变了传统的按服务项目付费的方式，但无论是医疗费用支付方，还是作为监管方的政府，都缺乏有效的制度安排和监督措施，对医疗服务的供给行为进行监督。

---

① 潘爱斌等：《我国医疗成本核算研究进展与思考》，《卫生经济研究》2006 年第 6 期。

② 孟庆跃等：《医疗服务价格扭曲的测量及其分析》，《中国卫生资源》2003 年 9 月第 6 卷。

③ 李卫平：《公立医院的体制改革和治理》，《江苏社会科学》2006 年第 5 期。

改革在把医疗机构"推向市场"的同时，也使得医疗机构有了很高的创收积极性。削减预算拨款实际比例，赋予医疗机构更大的管理自主权，把管理层和职工的收入与创收联系起来，这样就把管理者和职工置于一种"剩余索取者"的位置。[①]

对政府的预期：政府虽然意识到对医疗服务供给方进行有效的制约，是控制医疗费用增长的重要途径，但由于公立医院的产权、人事权、财权等依然分散在政府的各个职能部门，增加了政策制定和执行过程中的协调成本以及政府的管理成本，弱化了所有者的权利，使政府无法有效地激励和约束公立医院的行为，也无法对公立医院的院长进行考核评估。

同时，来自政府的财政拨款仍然比例很小，医疗机构主要还是通过业务收费来满足支出的需要。在这样的局面下，政府不得不肯定医疗机构的业务收费行为。

对社保机构的预期：与社保机构签订协议，从而成为定点医院的大都为公立医疗机构。虽然社保机构通过医疗费用支付方式的改革，试图约束医疗费用的上涨，但医疗机构可以通过转嫁医疗费用来谋取利益，信息不对称的存在，社保机构难以对医院业务产生实质性的制约。

对参保职工的预期：参保职工在医保基金支付范围内，存在一定的道德风险，即过度消费的心理，这吻合了医疗机构扩大业务收入的心理。

3. 医院、医生利益关系

在营利性机构，医生的报酬根据各医疗机构自定的办法自主分配，与营利性企业没有区别。在非营利性机构，医生工资仍然按照国家人事部门财政拨款，执行事业单位工资制度，实行按技术级别分级的工资制度，同时，政府允许非营利性医疗机构每年从业务收入中提取余额，作为医务人员的奖金，分配办法由医疗机构自定，一般是根据各科室的业务收入和医生级别确定医生的奖金，这和以前的国有医院没有区别。

---

① 世界银行：《中国：深化事业单位改革，改善公共服务提供》，《经济研究》2005 年第 8 期。

一些医院为了消除将医疗机构收入同科室收入、个人收入挂钩所产生的负面影响，探索着将引入全面的医疗服务质量、病人满意度等指标包括在内的综合指标考核办法。这样做的目的是获得好的名声，吸引更多的病人前来就诊。新的综合指标强调医疗服务质量在决定奖金数量的重要性。一些调查显示，医生的行为发生了变化，不必要的医疗服务减少了。但医院的管理者认为这种改革影响了医院的财政收支状况。[①] 基于这种考虑，虽然越来越多的医疗机构将医疗服务质量，病人满意度等指标形成的对医疗服务人员的综合考核办法，但医疗服务质量、病人满意度等占的分量很小，很多医院所实施的"绩效考核分配制度"仍是把医务人员的报酬水平与创收的数额联系起来。[②]

4. 医院、医生利益共同体的最优策略选择

医疗机构出于最大化业务收入、医生出于最大化个人收入的原则，做出以下策略选择。

（1）依靠药品谋取利益

新医保政策虽然规定，社会定点药房也可以配售处方药，从而打破了过去传统的医院药房处方药配售垄断权。但从实际结果上看，医院药房仍然占据了 85% 的份额，而社会药房只占据了 15% 的份额。[③]

在招标制度下，政府为了引进竞争，规定同一品种药物存在三个中标厂家，同时规定了在药品销售中医院的进销差价率不能超过 15%。这样，当两种可以相互替代的药品相对价格发生变化时，医院会用相对

---

① 孟庆跃（2005），"Review of Provider Organization Reforms in China"，http：//siteresources. worldbank. org/INTEAPREGTOPHEANUT/Resources/502734 – 1129734318233/Reviewofprovider-organization – 0730 – Acceptanceofchanges. pdf，2009 年 4 月 16 日访问。

② 以某城市医院医生的报酬为例：据当地一家报纸报道，某中医院在 2003 年实行了一套新的"绩效考核分配"制度。按照新制度，医生们平均工资的 30% 为基础工资，其余部分则根据"业绩"灵活发放。一个"业绩"不好的科室的医生每月拿 700 元，而那些"业绩"较好的科室的医生可以拿到 1 万元。结果，工伤鉴定科成为全院业绩最好的科室。在医生的报酬结构中，有一部分与他们开出的药品和检查费用是联系在一起的，比如，中药提成 11%，西药提成 2%，理化检查提成 10%，处置费提成 13%，给患者开一个 CT 提 17 元，开一个彩超提 10 元。资料来源：当地报纸报道，网址：http：//news. sina. com. cn/c/2004 – 06 – 07/01593389284. shtml. 世界银行（2005）：《中国：深化事业单位改革，改善公共服务提供》，《经济研究》2005 年第 8 期。

③ 《"限售令"对药品零售业形成巨大冲击》，中国经济医药信息网，http：//wjj. nc. gov. cn/default. aspx？ newsid＝2835，2009 年 4 月 16 日访问。

价格上升的药品替代相对价格下降的药品。因为在药品进销差价率即毛利率存在上限管制约束的情况下，批发价格越高的药品医院的收益越大，因此为了追求最大经济收益，医院倾向于进销高价药。① 这使得一些在降价后成本与零售价格接近的廉价药品，基本上从医生的处方中消失了。

医院普遍采取在中标的同类药品中优先选购价格高或"暗扣"大的药品的做法，而低价中标药品由于价格低、回扣少或没有回扣，医院拒绝进货。由于医院控制了药品零售的 80% 以上，因此，只要某种药不在医生处方中出现或出现的机会过小，这种药逐渐"退出"医院市场也就在所难免了。因此，医院的内部处方量决定着一个品种甚至一个厂家的生死，使得一些疗效可靠的常用药品因价低利薄被人为地逐出市场。

公立医院的上述药品购销行为又反过来诱使制药企业抬高药品批发价格，一方面满足医疗机构购买高价药的偏好，另一方面留出更大的利润空间用于以高额回扣、折扣的方式向医院返还收益。

这导致实际药价形成机制为：药品零售价格＝研发成本＋生产成本＋销售费用＋药企利润＋批发商按比率加价＋医生及其他相关人员回扣＋医疗机构回扣＋医疗机构进销加价。

其中的研发费用含有新药申报费用，而销售费用含广告费、推销推广费以及营销人员的收入。

虽然政府自 20 世纪 90 年代末，多次调低药品零售价格，从药品价格指数来看，总体上，西药价格呈现下降的趋势，中药价格进入 2000 年以后，也呈现出下降的趋势。

但孟庆跃等人对两所有代表性的医院研究发现：从医院药品费用总的变化趋势来看，没有发现药品价格政策对药品费用控制的显著影响。孟认为控制药品利用是费用控制的关键，单纯的价格控制没有显著意义。药品价格失灵表现在：（1）在药品利用方面，医院可以减少对政府定价药品的利用，增加对高价药品的利用；（2）由于药品收入是医

———————

① 为消除这一负面效果，国家发展改革委要求各省价格主管部门按差别差价率制定医疗机构药品进销差价，也就是价格越低，差价率越高；价格越高，差价率越低。但从各省公布的差别差价率看，低价药的收益不可能超过高价药，这一定价机制依然鼓励医院买卖高价药。

院维持运营的主要来源，在药品价格整体上下降以后，为了维持收入水平，医院可以增加药品的利用，导致药品不合理利用的增加；（3）药品调价属于单项的改革行为，如果没有其他措施的跟进，特别是药品利用方面的措施，难以控制整个药品费用的增加。①

　　以上措施，使得药品收益依然是医院的重点筹资来源。

表 7—2　　　　　　　　　　卫生部门综合医院药费所占比例

年份	平均每一诊疗人次医疗费（元）	其中：药费（元）	药费占门诊费用比例（%）	平均每一出院者住院费用（元）	其中：药费（元）	药费占住院费用比例（%）
1998	68.8	42.7	62.06	2596.8	1278.8	49.25
1999	79	47.4	60.00	2891.1	1363.6	47.17
2000	85.8	50.3	58.62	3083.7	1421.9	46.11
2001	93.6	54	57.69	3245.5	1475.9	45.48
2002	99.6	55.2	55.42	3597.7	1598.4	44.43
2003	108.3	59.2	54.66	3910.7	1748.3	44.71
2004	118.0	62	52.54	4284.8	1872.9	43.71
2005	126.9	66.0	52.01	4661.5	2045.5	43.88
2006	128.7	65	50.51	4668.9	1992.0	42.67
2007	136.1	68	49.96	4973.8	2148.9	43.20
2008	146.5	74	50.51	5463.8	2400.4	43.93

　　资料来源：卫生部：《中国卫生统计年鉴》，历年数据。

　　表 7—2 以卫生部门综合医院为例，1998 年至 2003 年，药费占门诊费用的比例仍然超过了 50%，占住院费用的比例超过了 43%。2004 年第三次全国卫生服务调查也显示医院业务收入中，药品收入平均占

---

　　①　孟庆跃等：《药品价格政策对药品费用控制的影响研究》，《中国卫生经济》2004 年第4 期。

到 48.6%。①

（2）提供过度检查服务

当医疗服务价格受到政府管制的时候，药品出售成为医疗机构最主要的收益来源，随着政府对医疗服务价格逐渐放松管制，两者的重要性趋于相同。

20 世纪 90 年代末期以来，卫生部门综合医院的大型设备配置得到了很大的发展。

表 7—3　　　　卫生部门综合医院平均每所设备医疗拥有情况

项目	年份	
	1998	2003
平均每床占用固定资产总金额（元）	77417	150189
CT 设备（台）	3543	4760
磁共振仪（台）	512	714
彩超（台）	4596	5926
肾透析仪（台）	5390	7703
心脏监护仪（台）	27580	47024
产程监护仪（台）	3864	5316
800M 及以上 X 线机（台）	2748	3093

资料来源：卫生部统计信息中心编：《中国卫生服务调查研究第三次国家卫生服务调查分析报告》，中国协和医科大学出版社 2004 年版，第 181 页。

设备利用的效益很显著：

由图 7—5 可见，20 世纪 90 年代以来，门诊药费、住院药费和检查治疗费用的增长指数超过了城镇居民家庭人均可支配收入的增长指数，进入 20 世纪 90 年代中期，检查治疗费用的增长指数超过了门诊药费、住院药费的增长指数，并且，他们之间增长指数的差距在 20 世纪 90 年代末期扩大了。

---

① 卫生部统计信息中心编：《中国卫生服务调查研究第三次国家卫生服务调查分析报告》，中国协和医科大学出版社 2004 年版。

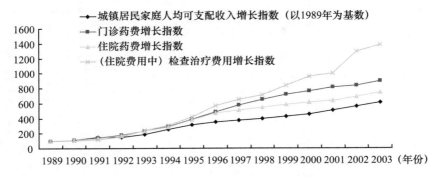

图7—5　卫生部门综合医院门诊、检查医疗费用增长指数

资料来源：卫生部：《中国卫生统计年鉴》，历年数据。

　　在检查费用持续增高的同时，各种检查的指针却被一再放宽。据雷海潮等人的一项研究证实：在 CT 使用中，有 16.3％ 的检查是不必要的，这些患者本可以利用收费较低的检查而不会影响诊断质量。据统计，中国 CT 扫描检查显阳率仅为 10％，而世界平均水平为 50％[1]。

　　在医疗机构谋取利益的同时，社保机构虽然以第三方付费的身份出现，并试图通过医疗费用结算方式的改革，约束医疗服务供给方的行为，抑制医疗费用的过度上涨。但孟庆跃对 6 所城市医疗保险费用的研究发现，由于医疗单位补偿机制等相关问题没有解决，在按服务单元定额结算下，医院为了生存、发展，便千方百计地把处方值控制在定额以内，出现"小处方、分解处方"等现象。而按病种付费也可能发生人为的诊断升级和分解住院现象，且管理成本也较高。[2] 可见，在与社保机构的博弈中，医疗机构占有优势地位。

　　5. 医院和医生利益共同体的后果函数中最优决策的物质结果表现

　　[1]　Grytten, J., F. Carlsen and R. Sorensen, "Supplier Inducement in a Public Health Care System", *Journal of Health Economics*, 1995, 14: 207–229.

　　[2]　孟庆跃：《医疗保险支付方式改革对费用控制的影响分析》，《卫生经济研究》2002 年第 9 期。

表7—4　　　　1998—2008年卫生部门综合医院业务收入变化　（单位：元）

年份	业务收入
1998	2301.65
1999	2576.33
2000	2941.35
2001	3192.51
2002	3392.88
2003	3661.73
2004	5111.8
2005	5575.6
2006	6163.8
2007	7506.5
2008	9283.1

资料来源：卫生部：《中国卫生统计年鉴》，历年数据。

　　以卫生部门综合医院为例，医疗机构通过向患者收取费用而增加的收入，1998—2008年，年均增长率达到了9.8%。

表7—5　　　　卫生部门及其他部门从业人员历年收入一览　（单位：元）

年份	卫生部门	事业单位	机关单位	电力、煤、水等生产、供应行业职工平均收入	银行	邮电通信
1994	5269	5013	4962	6124	7039	7530
1995	6018	5540	5546	7734	7587	9190
1996	6975	6282	6358	8701	8690	10584
1997	7799	6925	6994	9541	10025	12065
1998	8692	7689	7746	10324	10966	12854
1999	9896	8748	8930	11239	12332	14081

续表

年份	卫生部门	事业单位	机关单位	电力、煤、水等生产、供应行业职工平均收入	银行	邮电通信
2000	11230	9749	10025	12458	13816	15714
2001	13344	11640	12136	14132	16702	18925
2002	15821	13438	14020	15799	19804	21639
2003	16980	14770	15757	18226	23088	27096
2004	19407	16790	17887	21223	27809	29458
2005	21851	18926	20840	26730	33617	31590
2006	24779	21466	23370	31649	38629	33947
2007	29295	26027	28773	37495	48344	37325

资料来源：《中国统计年鉴》，历年数据。

卫生部门职工平均工资高于事业单位平均工资水平（医院属于事业单位），这说明医疗行业的职工从本部门的业务总收入中，职工个人收入也得到了提高。

如果将卫生部门从业人员与其他行业进行对比，可以发现虽然卫生部门从业人员平均收入高于事业单位平均水平，也高于政府行政机关人员收入，但低于银行、邮电通信、电力等垄断性企业的收入。更为重要的是，由于医生职业的特殊性，他们在从业前就已经受了长期严格的教育和训练，其人力资本投资比较高，这种高的人力资本投资必然要求有高的回报。于晶波等人曾经对山东和四川两省的三级公立医院临床医生（598 名）的收入满意度和期望收入等内容进行过问卷调查。结果发现：就其月平 2116.68 元的收入水平，有 83.5% 的医生认为，与其他行业相比，自己目前的收入偏低。与自己的技术和劳务价值相比，更是有 93.7% 的医生认为自己目前水平偏低。其中，531 名医生期望的收入水平是目前收入的 2.31 倍，也就是 4889.53 元。对于如何提高自己的收入，有 75.5% 的医生选择增发奖金的途径。①

在这种心态下，医生通过诱导需求增加自己收入的激励水平更加高涨。由于医生有"处方权"和"手术处置权"，通过药品回扣以及其他形式获得的"灰色收入"成为医生收入的一个重要部分。②

三　病人

表7—6　　　　　1998 年和 2003 年城镇居民医疗保障构成变化　　（单位：%）

医保类型	年份		
	1998	2003	2008
城镇职工医保	—	30.4	44.2
公费医疗	16	4	3
劳保医疗	22.9	4.6	—
城镇居民医保	—	—	12.5
新型农村合作医疗	—	—	9.5
合作医疗	2.7	6.6	
其他社会医保	10.9	8.6	2.8
无社会医保	44.1	50.4	28.1

资料来源：卫生部，1998 年、2003 年、2008 年国家卫生服务调查。

1998—2003 年，劳保医疗和公费医疗所占比例大幅下降，社会医疗保险所占比例大幅上升。徐（Xu）等人的调查发现，公费医疗和劳保医疗中下降的大部分已经转变为城镇职工基本医疗保险。③ 伴随着城镇化和工业化的推进，大量的农民工涌入城市。政府不断扩大社会保险的覆盖范围。2003 年，将灵活就业人员纳入基本医疗保险制度范围

① 于晶波等：《对两省医生收入满意度和期望收入的分析》，《中国卫生经济》2004 年第 5 期。

② 长青、晓菲：《我国医疗卫生领域主要经济政策评述——现行医药价格政策的经济理论分析》，《中国药物经济学》2006 年第 3 期。

③ Ling Xu（2007），"Urban Health Insurance Reform and Coverage in China Using Data from National Health Services Surveys in 1998 and 2003"，BMC Health Services Research 2007，7：37.

（《关于城镇职工灵活就业人员参加医疗保险的指导意见》）；2004 年，将混合所有制企业和非公有制经济组织从业人员纳入医疗保险制度范围（《关于推进混合所有制企业和非公有制经济组织从业人员参加医疗保险的意见》）；2006 年，将农民工纳入基本医疗保险制度范围（《关于开展农民工参加医疗保险专项括面行动的通知》）。到 2008 年，城镇职工参加医保比例已经达到 44.2%，公费医疗由原先的 16% 下降到 3%，劳保医疗基本没有。2008 年才开展城镇居民基本医疗保险，12.5% 的居民参加了城镇居民医保。还有部分城镇居民参加新型农村合作医疗。城镇居民中没有任何医疗保险的占到 28.1%。

1. 城镇职工基本医疗保险病人

城镇职工基本医疗服务递送体系中的参保职工对医疗服务机构的利用：首先考察医疗费用的变化情况。把 1998—2008 年分为两个阶段考察。为了与 1998 年调查结果进行同类纵向比较，我们用城市地区主要职工医保指代城镇职工医疗保险、公费医疗、劳保医疗。

表 7—7　　　　城市地区主要职工医疗保障覆盖人群就诊费用

年份	门诊费用（元）	住院费用（元）
1993	62	1930
1998 *	80（128.4）	2770（4445.7）
2003 *	155	4623
2008 *	173	5000
1993—1998 增长率（%）	29.03	43.52
1998—2003 增长率（%）	93.75	66.90
2003—2008 增长率（%）	11.6	8.2

注：* 用消费价格指数进行调整后的数据。

资料来源：卫生部统计信息中心编：《中国卫生服务调查研究第三次国家卫生服务调查分析报告》，中国协和医科大学出版社 2004 年版；卫生部（2010），第四次国家卫生服务调查分析报告，中国协和医科大学出版社。

医疗费用支付方式包括统筹金支付、个人账户支付和现金支付 3 种。个人账户支付包括基本医疗保险中部分自付的诊疗项目和药品费用与统筹基金支付范围内各费用段个人应负担的费用；现金支付包括住院起付标准与基本医疗保险不予支付的诊疗项目、药品、生活服务项目和服务设施等费用。个人账户支付和现金支付为个人支付费用。

　　由于自付的比例由各个地方自行制定，缺乏统一的标准，这样，各个地区职工自付的费用占总医疗费用的比例也不尽相同：宋晓华等对2002年在协和医院西院区住院治疗的基本医疗保险病人住院费用及个人负担金额进行分析。[1] 在每人次住院费用中，退休人员个人负担所占比例为31.03%，占年平均工资收入的25.42%；在职人员个人负担比例为39.31%，占年平均工资收入的25.70%。乌鲁木齐某所三甲医院高血压病，医保患者个人支付费用占住院总费用的比例在2003年为54.21%。[2] 肖永红等对河北某县12所医院2004年的1145例住院医保患者所支付的费用进行了分析，发现个人支付费用占40.60%。[3] 王诺认为平均而言，个人自付费用的比例高约50%。[4]

　　面对不断上涨的医疗费用，我们考察医疗保障患者对医疗机构的利用情况以及患者对医疗服务的满意度。

表7—8　　　城市地区主要职工医保对医疗服务的利用及其变化　　（单位：%）

年份	两周就诊率	两周住院率	未就诊率	未住院率
1998	21.7	8.3	49.8	21.8
2003	14.82	6.3	56.9	22.9
2008	14.5	9.2	33.4	23.9

----

　　① 宋晓华、叶玉琴、陈富强：《基本医疗保险病人住院费用及个人负担分析》，《中国医院》2004年第9期。

　　② 方娴、买买提·牙森、姚萱：《乌鲁木齐市某所三级甲等医院1092例高血压病医保患者住院费用的分析》，《新疆医科大学学报》2008年第5期。

　　③ 肖永红、闫子海：《城镇住院医保患者个人支付费用影响因素的通径分析》，《现代预防科学》2007年第7期。

　　④ 王诺：《中国城镇医疗体制改革前后的医疗融资比较》，《中国卫生经济》2009年第1期。

表7—9　　　　　　　　　患者对医疗服务的满意度　　　　　　　（单位：%）

调查年份	不满意病人比例	就诊病人不满意原因						
		技术低	设备差	药品少	费用高	手续繁	等候长	其他
2003	41.8	2.5	2.4	—	24.9	3.7	2.3	6.0
2008	35.8	4.4	6.8	5.4	14.6	5.8	8.8	14.6

资料来源：卫生部统计信息中心编：《中国卫生服务调查研究第三次国家卫生服务调查分析报告》，中国协和医科大学出版社2004 年版；卫生部（2010），第四次国家卫生服务调查分析报告，中国协和医科大学出版社。

与1998 年相比，2003 年的两周就诊率和住院率都有所下降。反映出面对不断上涨的医疗费用城市地区主要职工医疗保障覆盖人群减少了对医疗机构的利用。从2003 年到2008 年，两周就诊率下降，住院率提高。

城镇职工基本医疗保险参保人群医疗服务利用明显增加。因经济困难导致未利用医疗服务的比例降低，病人对医疗服务满意程度也逐渐提高。

一方面，城镇地区政府主导的医疗保障患者，面对的门诊费用和住院费用，1998—2003 年的增长率快于1993—1998 年的增长率。另一方面，门诊费用的增长速度快于住院费用的增长速度。很显然，这一趋势对初级医疗服务的可及性产生了负面的影响。

2003—2008 年，政府出台措施控制了快速上涨的门诊和住院费用。城镇职工基本医疗保险参保人群医疗服务利用明显增加。因经济困难导致未利用医疗服务的比例较低，病人对医疗服务满意程度也逐渐提高。对医疗费用高表示不满意的就诊病人比例少了近10 个百分点，取而代之的是对质量表示不满意的病人比例有所增加，如就诊等候时间长、设备条件差、看病手续烦琐等与医疗服务质量相关的问题。

2. 自费患者

对于自费病人的收费，无论门诊还是住院，均按服务项目付费。

与享受医疗保障的患者相比，自费患者的医疗费用上涨的幅度低于城镇职工医保患者。但在1998—2003 年，门诊和住院费用增长的比例也都超过10%。2003—2008 年下降的幅度很大。在自费医疗服务递送体系中，患者以个体的身份面对"供方诱导的过度需求"，而无力约束。

表 7—10　　　　　城市地区自费患者医疗费用变化情况

年份	门诊费用（元）	住院费用（元）
1993	49	1607
1998 *	74	2515
2003 *	136	4314
2008 *	163	4680
1993—1998 增长率（%）	8.59	9.37
1998—2003 增长率（%）	12.94	11.40
2003—2008 增长率（%）	3.69	1.64

注：* 用消费价格指数进行调整后的数据。

资料来源：卫生部统计信息中心编：《中国卫生服务调查研究第三次国家卫生服务调查分析报告》，中国协和医科大学出版社 2004 年版；卫生部（2010），第四次国家卫生服务调查分析报告，中国协和医科大学出版社。

表 7—11　　　　城市地区自费患者对医疗服务的利用及其变化　　　（单位：%）

年份	两周就诊率	住院率	未就诊率	其中因经济原因	未住院率	其中因经济原因
1998	13.67	3.4	52.6	32.98	35.9	63
2003	8.58	3.0	62.5	54.3	37.4	63.7
2008	8.3	4.0	—	—	—	—

资料来源：卫生部统计信息中心编：《中国卫生服务调查研究第三次国家卫生服务调查分析报告》，中国协和医科大学出版社 2004 年版；卫生部（2010）第四次国家卫生服务调查分析报告，中国协和医科大学出版社。

在医疗服务利用方面，2003 年自费患者的两周就诊率和住院率比 1998 年同样有所下降。而未就诊和未住院的原因中，经济原因占到了相当大的比重。

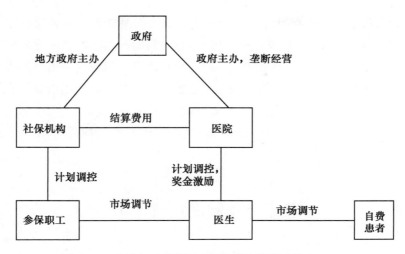

图7—6 城镇职工基本医疗保险和自费体系的 Herder-
Dorneich 结构模型

第四节 Herder-Dorneich 结构模型中的
调控机制分析

　　新的参与人，医疗保险机构取代了国有单位支付医疗费用，但并没有起到第三方购买的作用。参保职工对社保机构无法做出选择，只能参加当地政府主办的社保机构。所以参保职工与社保机构之间仍然属于计划调节的机制。政府通过行业准入等行政手段，确保了公立医院的垄断地位。医疗机构的人事权仍然由政府掌握，医院不能自主决定用人机制，所以医院与医生之间仍然是计划调控为主，但在激励机制上，医院享有自主权。政府既是公立医院所有者，又是监管者。政府对医疗机构放权和医疗机构财务自主化后，便缺乏监督的意愿。同时又由于医疗机构的管理权限分布在政府各个部门，这样加大了管理的难度。

　　医疗服务供给方主要依靠向患者收取费用保证运营，同时，参保职工患者可以在定点医院之间做出一定选择，所以医疗机构与患者之间

（包括参保职工和自费患者）属于市场调节，但是这个市场的医疗服务
价格带有政府管制的痕迹。社保机构通过费用结算对医疗机构形成制
约，费用结算的方式由双方决定，属于市场调控，但是这种市场调控是
有限的，因为医疗保险机构无法控制已经由医疗机构确定的价格，只有
通过与患者共同分担费用来减少基金风险。

　　制度安排的结果就是医疗服务供给方处于缺乏有效监管和市场有效
制衡的地位。

第五节　制度绩效分析

一　中国城市医疗保健的公平性分析

（一）医疗保健筹资公平性分析

分析收入五等分组的保障覆盖比重的变化（见图7—12）。

表7—12　城镇居民1998年、2003和2008年年收入五等分组保障覆盖变化情况

（单位：%）

等级	年份		
	1998	2003	2008
最低	20.07	12.27	59.1
第二	38.68	30.02	65.7
第三	49.58	44.75	70.1
第四	58.1	59.03	74.2
最高	63.86	70.28	76.7

　　卫生部统计信息中心编：《中国卫生服务调查研究第三次国家卫生服务调查分析报告》，
中国协和医科大学出版社2004年版；卫生部（2010），第四次国家卫生服务调查分析报告，
中国协和医科大学出版社。

　　与1998年相比，三个低收入组被医疗保障覆盖的比例均呈现下
降，第四收入组微弱增加，最高收入组被医疗保障覆盖的比例明显
增加。

　　各个收入组的人群从 1993 年到 2003 年的参保比例都有所下降。中等收入和中等收入以下的城市居民中，社会医疗保障的覆盖水平在 10 年间有明显的下降；而高收入人群的社会保障覆盖水平尽管在 1993—1998 年间也出现下降，但下降幅度相对较低，并且在 1998—2003 年间保障覆盖水平又有所升高。从而造成在 2003 年不同收入的城市居民享受到社会医疗保障的居民比例出现十分明显的差异，最低收入组的城市居民中仅有 12% 享有社会医疗保障，而最高收入组中有 70% 享有社会医疗保障。在 1993 年，个人收入与拥有保险的可能性相关，但这种关联较弱。到 2003 年，两者之间的关系却明显加强。

　　再分析 2003—2008 年的变化情况。各收入组人群的参保比例都提高了。最低收入组提高的幅度最大。需要指出的是，低收入组人群的参保比例仍然低于高收入组人群的参保比例。可见，富裕人群一如既往地受到医疗保险的保护，而越来越多的穷人不得不自己支付医疗费用。

　　进一步考察不同收入组居民医药卫生支出占非食品支出的比重（见表 7—13）。

表 7—13　　　不同收入组居民医药卫生支出占非食品支出的比重　　（单位：%）

等级	年份		
	1998	2003	2008
最低	20.55	19.61	57.2
第二	19.52	17.08	41.6
第三	18.46	18.42	29.7
第四	16.88	17.67	26.2
最高	16.01	14.87	28.1

　　资料来源：卫生部统计信息中心编：《中国卫生服务调查研究第三次国家卫生服务调查分析报告》，中国协和医科大学出版社 2004 年版；卫生部（2010），第四次国家卫生服务调查分析报告，中国协和医科大学出版社。

　　1998 年、2003 年的数据为医药卫生支出占非食品支出比例；2008 年的数据为居民自付医疗费用占收入的百分比。

1998—2003 年，医药卫生支出占家庭非食品支出的比例，除了第四收入组，其他各收入组均有所下降，下降幅度最大的是第二收入组，然后是最高收入组。但从排序上来看，低收入组的医药卫生支出占家庭非食品支出的比例仍然高于高收入组。2008 年的数据采用不同收入组自付住院费用占其家庭人均年收入的比例。最低收入组的该数值远高于最高收入组。这种差异证实了城镇职工医疗保险制度改革并没有改变中国卫生保健筹资制度的累退性。

1998 年以来的改革并未消除筹资方面的不平等：一方面，收入较低的人群的医疗保障覆盖面低于收入较高的人群；另一方面，在医疗费用支出上，穷人的医疗保健支出占其收入的比例仍然高于富人。

（二）医疗服务利用的公平性分析

不同医疗保障类型中医疗服务需要和利用的分布如表 7—14 所示。

表 7—14　　　　不同医疗保障类型对医疗服务的利用及其变化　　　（单位：%）

年份	两周就诊率				住院率			
	公费 & 劳保、城镇医保	其他社保	商业保险	无医疗保障	公费 & 劳保、城镇医保	其他社保	商业保险	无医疗保障
1998	21.70	19.05	11.15	13.67	8.3	4.0	4.8	3.4
2003	14.82	16.42	8.34	8.58	6.3	9.5	2.0	3.0
2008	14.5	7.3	—	8.3	9.2	4.4	—	4.0

资料来源：卫生部统计信息中心编：《中国卫生服务调查研究第三次国家卫生服务调查分析报告》，中国协和医科大学出版社 2004 年版；卫生部（2010），第四次国家卫生服务调查分析报告，中国协和医科大学出版社。

城镇主要医疗保险享受者和无任何医疗保障者对医疗服务的利用均呈现下降的趋势。1998 年，两周就诊率方面，公费、劳保患者比没有任何医疗保险多出 58.7%（21.70%/13.67%）；而到 2003 年，差距扩大到 72.7%（14.82%/8.58%）。在住院率方面，上述两类人群的差距更大，从 1998 年的 1.44 倍略下降为 2003 年的 1.1 倍。

表 7—15　　　　　　　**不同收入组两周患病未就诊比例**　　　　（单位：%）

等级	年份		
	1998	2003	2008
最低	49.1	60.2	19.3
第二	46.1	57.7	16.1
第三	44.1	54.2	17.3
第四	45.5	51.2	15.1
最高	39.9	45.2	13.6

　　资料来源：卫生部统计信息中心编：《中国卫生服务调查研究第三次国家卫生服务调查分析报告》，中国协和医科大学出版社 2004 年版；卫生部（2010），第四次国家卫生服务调查分析报告，中国协和医科大学出版社。

　　从患者未去就诊的比例考察，1993 年到 2003 年城乡居民未就诊率呈逐步上升的趋势。在城市，不同收入组居民的未就诊率不同，收入越低的组，未就诊比例越高。

表 7—16　　　　　　　**不同收入组应住院未住院比例**　　　　（单位：%）

等级	年份		
	1998	2003	2008
最低	46.8	41.58	31.4
第二	42.6	32.3	25.9
第三	33	22.73	20.4
第四	29	28.23	17.8
最高	27.4	17.18	15

　　资料来源：卫生部统计信息中心编：《中国卫生服务调查研究第三次国家卫生服务调查分析报告》，中国协和医科大学出版社 2004 年版，卫生部（2010），第四次国家卫生服务调查分析报告，中国协和医科大学出版社。

　　2003 年与 1998 年相比又略有下降。这是因为相对于就诊而言，住院服务更有刚性，很多情况下，如果医生诊断需要住院，病人根本就无从选择。

　　2008 年与 2003 年相比，未就诊率和未住院率均有下降。但低收入组人群的未就诊率和未住院率仍然高于高收入组人群。这反映出在医疗服务利用上，收入越低，利用越少。1998 年以来的城镇医疗保障体制改革，以及对医疗机构的改革，并没有改变自 20 世纪 90 年代中后期出现的在中国城市里，有医疗保障和没有医疗保障以及富人和穷人之间对医疗服务利用的差距。

二　医疗机构的效率评价

表7—17　　　　　　　卫生部门综合医院效率评价指标

年份	病床使用率	出院者平均住院日（天）	诊疗人次（次／日）	住院人数（人／日）
1998	63.30	11.3	3.8	1.4
1999	63.20	11	3.7	1.4
2000	65	10.5	4	1.4
2001	65.60	10.3	4.6	1.4
2002	70.55	9.6	5.2	1.4
2003	70.60	10.4	5	1.5
2004	74.5	9.9	4.9	1.5
2005	76.9	9.9	5.3	1.6
2006	79.4	9.9	5.5	1.7
2007	85.6	9.8	6.0	2.0
2008	89.8	9.9	6.5	2.1

资料来源：：《中国卫生统计年鉴》，历年数据。

　　仍然以卫生部门综合医院为例，考察它的病床使用率等指标在这一阶段的变化情况。病床使用率在这一阶段呈上升的趋势，出院者平均住院日在这一阶段呈减少的趋势。平均每个医生全年负担的诊疗人次在这一阶段呈现上升的趋势，住院人数逐步增加。综合以上分析，医院效率在这一阶段逐渐好转。

三　医疗统筹基金运营情况

表 7—18　　　　　　　医疗统筹基金历年收缴及支出情况

年份	参保人数总和（万人）	基金收入（亿元）	增长率（%）	基金支出（亿元）	增长率（%）	基金累计结余（亿元）
1998	1877.7	60.6	—	53.3	—	20
1999	2065.3	89.9	48.35	69.1	29.64	57.6
2000	3787	170	89.10	124.5	80.17	109.8
2001	7285.9	383.6	125.65	244.1	96.06	253
2002	9401.2	607.8	58.45	409.4	67.72	450.7
2003	10901.7	1140.5	46.43	653.9	59.72	670.6
2004	12404	1405.3	28.15	862.2	31.86	957.9
2005	13785	1747.1	23.22	1078.7	25.11	1278.1
2006	15732	1747.1	24.32	1276.7	18.36	1752.4
2007	18020	2257.2	29.20	1561.8	22.33	2476.9
2008	19996	3040.4	34.70	2083.6	33.41	3431.7

资料来源：《中国统计年鉴》2014 年。

表 7—18 反映出，自 1998 年以来，无论是医疗保险的参保人数还是医疗保险基金的累计结余数额都呈现出很大的增长。2002 年至 2005 年，医保基金支出发展速度超过了收入发展速度。

以上是从全国范围考察医疗基金，由于医保基金以市为单位进行统筹，各个地方收支情况并不相同，有些地方已经出现了基金赤字。2001 年，上海市征收医疗保险费 100 余亿元，支出 120 亿元，发生大额基金赤字。据江苏盐城市医保中心介绍，2003 年盐城市滨海县基金接近零结余，东台市基金运行已经告急，响水市基金即将出险。据武汉市劳动保障局医疗保险处负责人介绍，该市从 2003 年 10 月起出现基金赤字，到 2004 年 12 月，赤字已经超过 1 亿元。而黄冈市所辖的 10 个县市区中，2003 年度 1 个发生累计赤字，4 个出现当年赤字。2004 年 4 月分统计，赤字情况没有缓解，基金结存继续下降，有的当期结存才1.4万元、4.4万元；8月份，市直和各县市区全面出现当月赤字。[1]

四　总结

城镇职工医疗保障制度改革引入了对需求方的成本制约机制，在一定程度上减少了职工过度使用医疗服务资源的"道德风险"。新的医疗保险制度还在一定程度上促进了医疗服务机构之间的竞争。

但此时的医疗保险制度改革和针对医疗服务供给方的改革，尚未从根本上触动医疗服务供给方的经济补偿机制，尚未建立鼓励供给方更有效地利用医疗服务资源的内在激励机制。虽然在改革中采取了许多需求方成本制约措施，但是医疗费用上涨的趋势并没有得到有效抑制。

由于没有医疗保险的人群的医疗服务需求收到抑制，医务人员的平均工作负荷和医疗设施的利用率出现下降的趋势，与1998年以前相比，医疗服务供给方的效率并没有得到显著提高，仍低于20世纪90年代初的水平。

这说明，城镇医疗保障制度改革的改革，并没有建立一个可以约束医疗服务供给方的市场性主体力量。从而无法实现一个均衡的医疗服务市场。

---

[1]　王凡：《我国医疗供方诱导需求理论与实证研究》，硕士学位论文，西安电子科技大学，2007年。

第八章

城市医疗服务递送体系改革的
第五阶段：2009年至今

20世纪末进行的城镇基本医疗保险制度的改革取得了显著成效，与1998年相比，2008年城市地区没有被社会保险覆盖的人群的比例由44.1%下降到28.1%。但医疗费用快速增长的局面并没有得到控制，医疗保健支出占消费性支出的比重由1995年的3.1%，上升到2008年的7%，群众普遍反映"看病难、看病贵"。

第一节　政府主观博弈模型的变化

一　环境的变化

始自20世纪80年代的医疗改革被认为总体上是不成功的。[①] 医疗体系的问题主要表现在：医疗费用的超常快速增长、医疗费用负担不公平、低收入人群医疗服务可及性下降、医疗服务水平改善幅度有限等。第四次国家卫生服务调查的数据显示，2008年，中国仍然有37.6%的人口没有足够的医疗服务购买力，占到全国人口的1/3以上（因经济原因出院者占20.06%，加上因经济原因未住院者

---

① 国务院发展研究中心"中国医疗卫生体制改革"课题组：《对中国医疗卫生体制改革的评价与建议》，2005年。

占 17.6%）。而许多勉强有医疗服务购买力的家庭则常常因病致贫。①

"卫生事业是政府实行一定福利政策的社会公益事业"并没有得到体现。

2006 年 6 月 30 日，国务院常务会议决定成立由国家发展改革委和卫生部牵头、14 部委（后增加到 16 部委）组成的医改协调小组，负责研究新医改的总体思路和政策措施。2009 年 3 月，国务院先后发布了《中共中央国务院关于深化医药卫生体制改革的意见》和《国务院关于印发医药卫生体制改革近期重点实施方案（2009—2011 年）的通知》，标志着新医改的全面启动。

二　政府的信念以及对其他参与人的预期

新医改应"以保障人民健康为中心，以人人享有基本医疗卫生服务为根本出发点和落脚点，从改革方案设计、卫生制度建立到服务体系建设都要遵循公益性的原则，把基本医疗卫生制度作为公共产品向全民提供"。② 依此信念，政府认为应建设覆盖城乡居民的公共卫生服务体系、医疗服务体系、医疗保障体系、药品供应体系，形成四位一体的基本医疗卫生制度。可见，公益性是政府对医疗体系的定性描述，但对于公益性缺乏具体的内容描述以及指标体系的界定。

对其他参与人的预期主要有以下几方面。

对患者：全民医保制度的实施，保证每位患者都参加某种医保制度。患者就医将不会出现"因病致贫、因病返贫"的现象，从而解决看病贵的问题。同时通过起付线、共付比例等制度设计，避免医保患者过度消费医疗资源。

对公立医疗机构：通过加大对公立医疗机构的财政投入，解决公立医疗机构补偿机制问题，扭转公立医疗机构的趋利行为，使其回归公益性。

---

① 卫生部统计信息中心：《2008 年中国卫生服务调查研究》，http：//www. moh. gov. cn/cmsresources/mohwsbwstjxxzx/cmsrsdocument/doc9911. pdf.

② 《中共中央国务院关于深化医药卫生体制改革的意见》中发〔2009〕6 号。

对医保经办机构：医保经办机构作为事业单位，应充分发挥控制医疗费用过快增长的作用，以及保障医保基金的收支平衡。

三 政府策略选择：政府改革措施

新医改的改革措施主要有以下几个方面①。

（1）推进基本医疗保障制度建设。推行城镇居民医保制度。不断提高筹资水平，包括提高城镇职工医保、城镇居民医保以及新农合年人均筹资额。推进支付方式改革。在统筹地区开展按病种付费、按人头付费、总额预付等支付方式改革。

（2）建立国家基本药物制度。制定基本药物集中采购制度。地方政府制定药品集中采购制度框架以规范基本药物的采购和配送。组建国家基本药物工作委员会，制定《国家基本药物目录》，并负责国家基本药物目录的遴选、调整和审核。不断扩大基本药物实施范围。政府办基层医疗机构全面配备基本药物，对二、三级医疗机构规定基本药物使用比例，建立基本药物优先选择制度，基本药物报销比例高于非基本药物。

（3）健全基层医疗卫生服务体系。强调政府对卫生服务投入的主体责任，建立多渠道补偿机制，提高对基层医疗机构的财政投入。创新人事编制管理，实行全员聘用和岗位管理制度。探索突破绩效工资总额限制，建立绩效工资增长机制，提高基层医务人员待遇。鼓励探索开展签约服务，建立全科医生与社区居民相对稳定的服务关系，促进社区首诊。

（4）推进公立医院试点改革。初期采取试点攻坚形式，选择 17 个国家试点城市和 311 个国家试点县，后扩大到 1011 个县。明确政府对基本建设和大型设备购置的投入责任。取消"以药补医"，实行"药品零差率"销售。建立科学补偿机制。推动医疗服务价格形成机制的改革，按照总量控制、结构调整、有升有降的原则，提高医疗服务价格，降低检查、检验等价格。探索建立现代医院管理制度。鼓励试点地区通

---

① 《中共中央国务院关于深化医药卫生体制改革的意见》《国务院关于印发医药卫生体制改革近期重点实施方案（2009—2011 年）的通知》《"十二五"期间深化医药卫生体制改革规划暨实施方案》。

过建立医院管理委员会、医院管理局、理事会等多种形式探索政事分
开、管办分开的有效实现途径。

（5）鼓励社会资本办医。明确社会资本办医的发展目标和重点领
域，规范准入条件。将符合条件的非公立医疗机构纳入医保定点医疗机
构范围，发挥医保基金的支付和制约作用。调整分类管理政策，允许社
会资本按照经营目的自主申办营利性和非营利性医疗机构，简化审批程
序。鼓励医务人员在公立与非公立医疗机构之间自由流动，开展医师多
点执业。

四 作为政府最优决策后果函数的物质结果表现：政府承担卫生发展责任的变化

表8—1   2008—2015年政府卫生支出主要评价指标

年份	政府卫生支出（亿元）	增长速度（%）	占财政支出比重（%）	占卫生总费用比重（%）	占GDP比重（%）
2008	3593.94	29.13	5.74	24.73	1.13
2009	4816.26	34.15	6.31	27.46	1.39
2010	5732.49	11.3	6.38	28.69	1.4
2011	7464.18	20.41	6.83	30.66	1.54
2012	8431.98	10.33	6.69	29.99	1.58
2013	9545.81	10.73	6.83	30.14	1.62
2014	10579.23	9.92	6.98	29.96	1.66
2015	12475.28	18.44	7.1	30.45	1.82

资料来源：《中国卫生统计年鉴》2008—2012年，《中国卫生和计划生育统计年鉴》2013—2015年。

2009年新医改以来，政府卫生支出明显增加，由2008年的
3593.94亿元增加到2015年的12475.28亿元，占财政支出比重由
5.74%增长至7.1%，占GDP比重由1.13%增长至1.82%，占卫生总
费用比重由24.73%增长至30.45%。与政府加大卫生支出相对应的是，
2009—2015年政府财政拨款占医疗机构收入的比重平均为7.44%，高
于1998—2008年的6.79%的水平。

进一步比较中央与地方财政医疗卫生的支出。2009—2013 年，全国财政医疗卫生支出中，中央财政占 29.74%，地方财政占 70.26%[①]。可见，地方政府承担了绝大部分的医疗卫生支出责任。

虽然政府财政补助增加了，但医疗机构的收入主要来自医疗收费的格局并没有发生变化。仍然以卫生部门综合医院为例，图 8—1 表明，2009 年至 2015 年，财政拨款占医院总收入的比重依然在 7% 上下徘徊，只是在 2015 年超过 8%，达到 8.19%。可见，医院超过 90% 以上的收入仍然来自向患者收费。

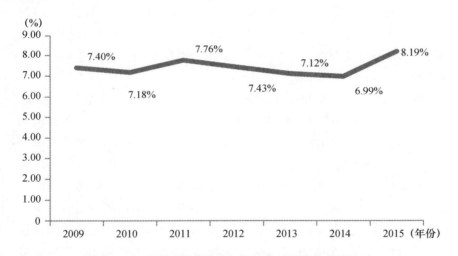

图 8—1 财政拨款占卫生部门综合医院总收入的比重

资料来源：《中国卫生和计划生育统计年鉴》2015、2016 年。

第二节 城市医疗服务递送体系流程的 Herder-Dorneich 模型表述

2007 年中国政府出台了《关于开展城镇居民基本医疗保险试点的

---

① 国家卫生计生委卫生发展研究中心：《中国卫生发展绿皮书——医改专题研究》，人民出版社 2015 年版。

指导意见》，2008 年出台了《关于将大学生纳入城镇居民基本医疗保险试点范围的指导意见》。此外，还允许未参加城镇职工医保的灵活就业人员、从事非正规就业的进城务工人员自愿选择参加城镇居民医保。

城镇居民医保的实施试图填补城镇职工医保改革留下的漏洞。城镇居民医保实行自愿参保，主要覆盖老人、未就业的成年人和未成年人（学生、儿童）。城镇居民医保实行地方统筹，在个人缴费的基础上，政府给予适当财政补助。各地区因财政能力的不同使得城镇居民基本医疗保险的总体筹资水平有较大差异。从全国范围看，财政补助逐年增加，由 2008 年的 80 元/人增加到 2015 年的 403 元/人，财政补助占总筹资水平的 78.25%[①]。可见，城镇居民医保主要筹资渠道为财政补助。城镇居民医保基金的经办机构与职工医保一样，均为当地人社部门的社保机构。

城镇居民基本医疗保险不建立个人账户。制度设计的出发点是以大病统筹为重点，"逐步建立以大病统筹为主的城镇居民基本医疗保险制度"。因此，"居民医保基金重点用于参保居民的住院和门诊大病医疗支出，有条件的地区可以逐步试行门诊医疗费用统筹。门诊统筹要求突出基本保障，重点保障群众负担较重的门诊多发病、慢性病等"[②]。

随着支付制度的改革，对城镇职工医保患者和城镇居民患者就医的费用结算，多数统筹地区实现了住院医疗费用由医保经办机构与定点医疗机构直接结算，个人只负担自付医疗费用（见图 8—2）。但异地就医，仍然需要个人先行垫付。结算方式上，各地实行按服务项目付费、按服务单元付费、按人头付费、总额预付制、按病种付费等多种形式。从趋势看，由单一的结算方式向复合结算方式转变、由以按服务项目付费为代表的后付制向预付制转变是新医改支付方式改革的主要内容。

第五次国家卫生服务调查显示，2013 年，城市地区基本医疗保险覆盖率为 92.8%，其中城镇职工医疗保险 38.1%，城镇居民医疗保险 22.0%，新型农村合作医疗为 26.9%，还有一定的比例参加城乡居民

①　国家卫生计生委卫生发展研究中心：《中国卫生发展绿皮书——医改专题研究》，人民出版社 2015 年版。

②　《国务院关于开展城镇居民基本医疗保险试点的指导意见》国发〔2007〕20 号。

医疗保险以及其他医疗保险，没有参加任何医疗保险的仅占 6.4%。[①]
城镇职工医保和城镇居民医保合称为城镇基本医疗保险，两者参保率合
计占 60.1%。

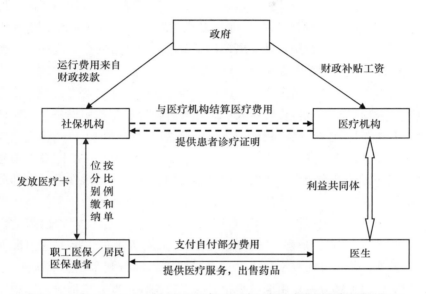

图 8—2　Herder-Dorneich 模型下中国城镇基本医疗保险服务递送模型

第三节　参与人（除政府外）的博弈结构分析

一　社保机构（医疗保险经办机构）

城镇医疗保险经办机构，归属人力资源和社会保障部门，管理城镇
职工医保和城镇居民医保基金。医保经办机构的职能主要包括以下方
面：医疗保险登记、保费的核定征收、定点协议管理、医疗费用审查支
付、医保基金预决算草案的编制、医保相关信息的收集与提供。[②]

[①]　国家卫生计生委统计信息中心：《第五次国家卫生服务调查分析报告》，中国协和医
科大学出版社 2015 年版。

[②]　《中华人民共和国社会保险法》（中华人民共和国主席令 35 号）。

医保机构主要采用六种措施对医保基金进行管理和医疗费用进行管控：强调基金安全红线、付费方式改革、指标管理、日常检查、违约处罚和三方谈判。

基金红线安全。保证医保基金安全运行是医保经办机构的"第一原则"。基金收支平衡成为各级医保经办机构开展工作的风向标，医保经办机构要防止医疗费用报销支出超过基金收入。基金安全红线的存在意味着医疗费用控制是医保基金管理的题中之义。

付费方式改革。新医改后，医保机构普遍将医保付费方式由按项目付费改为预付制，包括住院病人的总额预付，以控制费用增长。总额的确定方式，均是结合医疗机构前三年的总费用加以平均，以此确定当年医院的报销费用上限。此外，医保机构还会结合更多的指标来设定总额，例如医疗机构过去三年的平均报销费用、住院率、医保目录内药品和医保目录外药品的费用比例等。总额的预付方式也涉及不同考量。预付并非全付，而是提供一定比例的报销资金，剩下的作为质量保证金，年底结算时，返还额度视医院在药占比、次均费用等指标上的情况而定。另外，若年终医院未超支，经办机构则将部分剩余基金奖励医院；若超支，超支部分主要由医院承担，医保机构仅适度分担部分。

指标管理。医保机构采用指标管理控制医疗费用的增长。这些指标包括次均费用、人次人头比、住院天数、政策范围内报销比例、目录外药品比例等。医院对这些指标的控制直接关乎质量保证金的返还。医院若想在年底得到全额的质量保证金，必须在日常运作中控制这些指标。

日常检查。医保机构采用定期或不定期的检查来监督医疗机构与费用相关的情况。包括医保机构经办人员不定期到医院检查病历。有的医保机构设立"医保医师"制度和信息平台，检查内容多集中在非法套取医保资金、冒名顶替、挂床、过度医疗等方面。

违约处罚。如果医疗机构违反了医保协议的规定，发生恶意套取基金、过度医疗等行为，医疗机构将面临医保经办机构的违约处罚。包括向医疗机构收取违约金，或者拒付报销费用，以及暂停甚至取消医疗机构的医保定点资格。

三方谈判。医保机构通过和医疗机构以及药品供应商的协商，降低药品、医疗服务和检查的价格。

虽然医保机构试图通过以上方式管理医疗保险基金以及控制费用，但由于医保机构面临激励不足、资源缺乏和监管成本过高等问题，从而在费用控制方面表现不佳。首先，过度重视基金安全使得经办机构缺乏足够的动力关注费用增长。只要医保基金的支付没有超过警戒线，医保项目即被认为安全运行。费用控制必然涉及控费手段的创新和政策突破，如对基金结余的使用等。在基金安全问题面前，这些创新和突破的重要性多半退居次要地位。

二　医疗服务供给方

（一）环境参数的变化

药品领域的变化：政府在药品采购和管理方面进行了多种探索，包括实行基本药物制度、医疗机构逐步取消药品加成、药品集中采购制度等。基层医疗机构被要求全面配备基本药物。取消公立医院药品收入的差额，通过上调医疗服务收费、增设药事费，加大财政补贴予以补偿。建立以集中招标采购和医保支付标准为主要方法的市场化药品价格形成机制。

零差价政策的目的是取消医院药品加成，切断药品收入和医院的利益关系，实现"医药分开"。但由于医院和医生的垄断地位并未消除，实施零差价政策后，表面上医院的药品利润为零，实质上，为了弥补药品收入的损失，医院会利用其垄断地位索取更多的回扣。由以往对医院的"明补"转化为各种形式的"暗补"，并成为药品成本，促使药品投标价格提高，医院药品采购价不降反升。另外，政府只关注降低药品单价，却忽视不合理用药。自 2009 年取消以药养医后，药品加成率不断下降，到 2013 年为 13.5%，2014 年为 12%。如果财政不出政策来跟进，医疗服务价格调整不配套，将极大地影响医院的收支状况。

集中采购本意在于规范药品的定价和配送环节，通过行政监管控制药品价格，保证药品质量。然而，现实中，药品招标权力的集中使得相关部门成为药品供应商的公关对象。为了收回公关成本，药品供应商会想尽办法将行贿成本加入药品成本中。由于医疗机构缺乏与药品供应商的"二次议价"，使得药品价格持续居高不下。

公立医院改革成为重点。改革遵循先试点、后推广的路径。2010年，17个国家级试点城市和37个省级试点地区开始进行公立医院改革试点。2013年，县级公立医院综合改革试点启动。北京、上海等重点试点公立医院设置规划和布局，以及医保的总额预付和即时结算；上海、天津推行住院医师规范化培训；深圳实行社区卫生服务院办院管；镇江、深圳试点法人治理机制；北京、芜湖等试点补偿机制改革；昆明则面向多元化办医。

公立医疗机构依旧维持垄断性市场地位。政府多次发文鼓励社会资本办医，虽然民营医院数量快速增长，但民营医院实际占有的医疗市场份额明显小于公立医院。以2013年为例，民营医院数量占比为45.78%，但就诊人次仅占4.8%[①]。与公立医疗机构相比，民营医疗机构依然面临很大的不对等待遇。民营医院的医生在职称评定、科研项目申请和学术地位上受到诸多限制，所面临的退休和养老机制也与公立医院的医生有很大不同。这使得民营医院在技术人才上较为匮乏。另外，社会资源普遍向公立医院倾斜，包括人员编制、医疗设备购置等。在土地资源的使用上，公立医院用地由国家免费划拨，民营医院虽可享受一定的优惠，但仍需承担土地使用费。此外，民营医疗机构在税收负担上也与公立医院有很大不同，民营医院需缴纳水利基金和25%的企业所得税，而公立医院无须缴纳。

政府依然通过按项目定价方式对医疗服务价格、药品零售价格、医疗设备使用收费实行上限管制。2001年，国家发展和改革委员会、卫生部、国际中医药管理局联合发布《全国医疗服务价格项目规范（试行）（2001年版）》，将挂号、诊断、检查、治疗、护理各个环节的医疗服务整理为上万项医疗项目，确定为收费项目。新医改后，又组织修订《全国医疗服务价格项目规范（2012年版）》。面对医疗市场的变动，医疗项目政府定价经常无法准确反映真实的市场均衡价格。另外，对医疗服务价格的上限管制、对基本药品零售价格的上限管制（2015年，政府取消绝大部分药品的政府定价）以及医疗设备使用收费的价格上限管制导致医疗服务供给方无法自由地决定药品价

---

① 《中国卫生和计划生育统计年鉴》2014年。

格、医疗服务价格以及医疗设备的使用价格，从而只能考虑通过数量决策来提高自身收益。①

医疗保险结算基金成为医院收入的重要来源。以 2014 年为例，公立医院医保结算资金 7389 亿元，占医疗收入的 45.8%，县级医院则达到 50.8%。② 医保基金支付方式改革影响到公立医疗机构的行为以及患者的就医行为。到 2016 年，全国 85% 的统筹地区开展了付费总额控制。超过 70% 的统筹地区探索开展了按病种付费；35% 的统筹地区开展了按服务单元付费，主要是按床日付费；24% 的统筹地区开展了按人头付费。

（二）医疗服务供给方的信念，及对其他参与人的预期

医疗服务的公益性并没有成为政府与公立医院的共识。公益性的内涵上，公立医院认为，公立医院的公益性体现在医院提供可及、适宜的卫生服务并产生良好的健康结局。但在被标签为公益性的种种行为中，大多是本应由政府提供的公共产品或制度设计，政府却通过将其界定为公立医院的公益性行为。在缺乏相应的资金和制度安排的情况下，出于机构自利性的驱动，公立医院只能被动地履行需要"耗费资源"的政府职责，同时寻求牟利或者接受利益的组织惯性。可见，公立医院的公益性目标不具体，补偿机制不健全，这些都影响了公立医院公益性作用的发挥。

医院对政府的预期：政府办医院的治理方式以行政任命下的院长负责制为主，政府与院长之间难以真正进行有效的合同约定。虽然院长缺乏相应的人事管理权，但却掌握绝大部分的投资决策权。政府部门善于使用行政手段调控医院行为，但却缺乏经济的、法制的监管手段，导致治理机制不完善。③ 新医改提出建立现代医院管理制度，但政府对公立医院的治理显现出制度惯性，导致公立医院在现代医院管理制度的探索上，步履艰难。

医院对医保机构的预期：医保经办机构无论在人员、资金还是信息

---

① 刘小鲁：《中国的医疗市场——结构、规制与绩效》，经济日报出版社 2016 年版。

② 国家卫生计生委卫生发展研究中心：《中国卫生发展绿皮书——医改专题研究》，人民出版社 2015 年版。

③ 同上。

化建设等方面均缺乏资源。医保机构通常只有几十个人，却要应对成百上千的医务人员和成千上万的参保者。另外，经办人员无论在医疗知识、精算能力的掌握，还是谈判技巧方面的素质和水平都有待提高。医保经办机构控费的主要平台——信息系统的建设受到资金有限的制约。建立信息化的平台所需经费由财政拨付，普遍的状况是信息系统大大落后于工作需求，导致医保机构无法实现对医院数据的即时传输。医疗机构与医保机构之间信息不对称。医保机构可以通过基金结算、信息联网等方式控制医疗机构不规范行为，但医生可以通过超剂量用药、自费项目擅自改为医保内项目等手段逃过医保机构的检查。

医院对患者的预期：对患者而言，大都参加社会医疗保险，解除了患者就医费用负担问题，医疗消费者对于医疗服务的价格缺乏敏感性，使得医疗消费者几乎没有动机去关心医疗服务的成本，并有可能出现医疗消费者因为医疗服务的边际成本下降而对医疗服务的过度需求和过度使用，导致需求增加。尽管住院统筹设立了封顶线和少部分自付，但这个自付只要通过统筹的杠杆便可使患者享受到几倍的医疗服务，这使得作为被保险人的患者容易发生医疗消费的道德风险。

（三）医疗服务供给方的最优策略选择

随着"药品零加成"政策的不断推进，政府的控药政策取得了成效，药占比持续下降。卫生部门综合医院门诊病人药费占门诊费用比例由 2009 年的 50.91% 下降到 2015 年的 46.02%，住院病人药费占住院费用比例由 2009 年的 44.02% 下降到 2015 年的 36.48%。[①] 医疗服务供给方通过以下方式增加其业务收入。

（1）"以查养医"：综合医院门诊患者和住院患者的检查费不断增加，占比不断上升。门诊检查费占门诊次均医药费的比例由 2009 年的 20.38% 增长到 2015 年的 21.09%。住院检查费占住院次均医药费的比例由 2009 年的 6.73% 增长到 2015 年的 8.39%。随着临床检验技术的快速发展和广泛应用，检验项目的收费标准普遍高于成本，而且，由于确定病情所需化验的项目国家无明确规定，医疗机构通过给病人多做检

---

① 卫生部：《中国卫生统计年鉴》2008—2012 年，《中国卫生和计划生育统计年鉴》2013—2015 年。

验以弥补技术劳务为主的医疗服务项目价格偏低的状况。

表8—2　　　卫生部门综合医院门诊/住院病人检查费用及其占比

年份	门诊			住院		
	次均医药费（元）	检查费（元）	占比（％）	次均医药费（元）	检查费（元）	占比（％）
2009	159.5	32.5	20.38	5951.8	418.7	6.73
2010	173.8	35.9	20.66	6525.6	473.1	7.03
2011	186.1	38.6	20.74	7027.7	536.5	7.25
2012	198.4	41.5	20.92	7403.5	578	7.63
2013	211.5	44.3	20.95	7968.3	647.8	7.81
2014	224.9	47.6	21.16	8397.3	704.8	8.13
2015	237.5	50.1	21.09	8953.3	775.6	8.39

资料来源：《中国卫生和计划生育统计年鉴》2014—2016 年。

（2）增加卫生材料的使用。自 2012 年以来，综合医院卫生材料收入占医疗收入的比重呈上升趋势，2012 年为 9.7%，2013 年 11.1%，2014 年 12.1%，2015 年达到 13.0%[1]。这与药占比的连年下降形成反差，说明在政府严格控制药占比的同时，医疗机构加大了卫生材料的使用。

（3）推诿病人。医疗卫生机构为了保证其收益，采用推诿病人的方式以降低医疗成本。[2] 推诿病人有不同的形式。[3] 在医疗保险按总额预付费方式下，医疗机构推诿病人主要体现为"外推"，即拒绝病人入院治疗；在医疗保险按人头预付费方式下，医疗机构推诿病人主要体现为"上推"，即向上一级医疗机构转诊病人；在医疗保险按单元预付费方式下，医疗机构推诿病人主要体现为"避重就轻"，即诱导轻病患者

[1]　国家卫生计生委卫生发展研究中心：《中国卫生发展绿皮书——医改专题研究》，人民出版社 2015 年版。
[2]　朱恒鹏：《医院推诿病人现象将加剧，如何破解》，财新网 http://china.caixin.com/2014-06-01/100684983.html，2018 年 2 月 7 日访问。
[3]　赵云：《预付费方式下医疗机构降低成本的策略研究》，《医学与哲学》2017 年 12 月第 38 卷第 12a 期。

和推诿重症患者；在医疗保险按病种预付费方式下，医疗机构推诿病人主要体现为减少住院床日，即尚未治愈就要求患者出院。

（四）医疗服务供给方的后果函数中最优决策的物质结果表现

表8—3　　　　　　卫生部门综合医院业务收入　　　（单位：万元）

年份	业务收入
2009	11494.9
2010	13906.1
2011	16916.5
2012	20566.3
2013	23765.1
2014	27341.1
2015	31210.1

　　资料来源：卫生部：《中国卫生统计年鉴》2008—2012年，《中国卫生和计划生育统计年鉴》2013—2015年。

　　2009年至2015年，卫生部门综合医院业务收入由2009年的11494.9万元增长到2015年的31210.1万元，年均增长率为18.97%，远高于1998至2008年的年均9.8%的增长率。

表8—4　　　　2009—2014年公立医院和基层医疗卫生机构医务
人员工资水平　　　　（单位：元）

年份	公立医院	社区卫生服务机构
2009	49690	43235
2010	55590	45631
2011	65117	51785
2012	74282	58717
2013	80555	62330
2014	88955	67686
年增速（%）	12.4	9.4

　　资料来源：国家卫生计生委卫生发展研究中心：《中国卫生发展绿皮书——医改专题研究》，人民出版社2015年版。

与公立医院收入快速增长相对应的是医务人员收入的提高。公立医院医务人员平均增速为 12.4%，高于社区卫生服务机构平均增速的 9.4%。2009 年开始，公立医疗机构实行岗位绩效工资制度。岗位绩效工资包括四个部分，岗位工资、薪级工资、绩效工资和津贴补贴。岗位工资和薪级工资为基本工资，执行国家统一的工资标准和政策，绩效工资体现实绩和贡献，津贴补贴分为艰苦边远地区津贴和特殊岗位津贴补贴。以 2012 年为例，公立医院医务人员总收入中基本工资占 22.9%，津贴补贴占 20.5%，绩效工资和奖金占 56.6%。[①] 可见，医生收入中，绩效工资和奖金的水平决定了医生收入的数量。不同医院的效益不同，医生得到的奖金水平也就不一样。医院级别越高，效益越好，医生的收入也就越高。

三　患者

城镇地区基本医疗保险参保率不断提高，由 2008 年的 71.9% 增加到 2013 年的 92.8%。其中，38.1% 的城市居民参加了城镇职工基本医疗保险，22.0% 参加了城镇居民医疗保险，26.9% 参加了新型农村合作医疗保险，5.7% 参加了城乡居民医疗保险，0.9% 参加了其他医疗保险，只有 6.4% 没有参加任何形式的医疗保险[②]。

（一）患者就诊模式

表 8—5　　　　基层医疗机构和医院的服务量占比

年份	总诊疗人次（亿次）	基层医疗卫生机构服务量占比（%）	医院服务量占比（%）	卫生部门综合医院服务量占整个医院的比例（%）
2009	54.88	61.81	35.02	58.64
2010	58.38	61.85	34.94	58.73

① 国家卫生计生委卫生发展研究中心：《中国卫生发展绿皮书——医改专题研究》，人民出版社 2015 年版。

② 国家卫生计生委统计信息中心：《第五次国家卫生服务调查分析报告》，中国协和医科大学出版社 2015 年版。

续表

年份	总诊疗人次 （亿次）	基层医疗卫生 机构服务量占比 （％）	医院服务量占比 （％）	卫生部门综合医院 服务量占整个医院 的比例（％）
2011	62.71	60.69	36.02	58.79
2012	68.88	59.65	36.90	57.99
2013	73.14	59.12	37.49	57.88
2014	76.02	57.41	39.09	57.77
2015	76.93	56.44	40.09	57.20

资料来源：卫生部：《中国卫生统计年鉴》2008—2012 年，《中国卫生和计划生育统计年鉴》2013—2015 年。

　　基层医疗卫生机构服务量占比不断下降，由 2009 年占总诊疗人次的 61.81% 下降到 2015 年的 56.44%。患者就诊倾向于大医院，尤其是卫生部门综合医院。卫生部门综合医院提供的医疗服务量占整个医院提供服务量的比例始终维持在 57% 以上。可见，患者仍首选医院就诊，尤其是卫生部门综合医院。

　　与公立医院相比，居民对基层医务人员的信任度不高。基层医务人员待遇偏低、进修学习的机会少、职称晋升的渠道较难。这造成了基层人员"引不进、留不住"的现象普遍存在。另外，基层医疗机构使用基本药物目录，而公立医院未执行基本药物制度，这导致基层医疗机构无法满足一些患者的用药需求。普遍反映基层医疗机构缺乏部分儿科、妇科、急救及专科特色用药。[①]

　　（二）患者对医疗服务机构的利用

　　1. 城镇职工医保患者对服务机构的利用

　　城镇职工医保患者的保障水平见表 8—6。

────────────

　　① 国家卫生计生委卫生发展研究中心：《中国卫生发展绿皮书——医改专题研究》，人民出版社 2015 年版。

表 8—6 城镇职工医保患者的保障水平

年份	获报销患者比例（%）	报销费用比（%）	次均报销费用（元）	次均自付费用（元）	家庭人均年收入（元）	次均自付费用占家庭人均年收入比例（%）
2003	83.7	53.5	5335	4637	6685	69.4
2008	94.8	63.2	6988	4069	12776	31.8
2013	95.3	68.8	8579	3888	23244	16.7

资料来源：《第四次国家卫生服务调查分析报告》（2008），《第五次国家卫生服务调查分析报告》（2013）。

2003—2013 年，职工医保住院病人获得报销的比例逐年增加，由 2003 年的 83.7% 增加到 2013 年的 95.3%。报销费用比也呈现持续增长的趋势，由 2003 年的 53.5% 增加到 2013 年的 68.8%。同时，次均自付费用占家庭人均年收入的比例则持续下降，由 2003 年的 69.4% 下降到 2013 年的 16.7%。

表 8—7 城市地区主要职工医保对医疗服务的利用及其变化 （单位:%）

年份	两周患病率	两周就诊率	两周住院率	未就诊率	未住院率
2003	18.2	13.4	5.9	—	20.7
2008	28.6	14.5	9.2	33.4	23.9
2013	38.3	13.4	11.2	12.4	15.8

资料来源：《第四次国家卫生服务调查分析报告》（2008），《第五次国家卫生服务调查分析报告》（2013）。

2003—2013 年，两周患病率呈增长的态势，两周就诊率变化不大，两周住院率显著增加，由 2003 年的 5.9% 增加到 2013 年的 11.2%。未就诊率和未住院率持续降低。这反映出职工医保患者对医院住院服务的利用增加了。

2. 城镇居民医保患者对服务机构的利用

表8—8   城镇居民医保患者的保障水平

年份	获报销患者比例（%）	报销费用比（%）	次均报销费用（元）	次均自付费用（元）	家庭人均年收入（元）	次均自付费用占家庭人均年收入比例（%）
2008	79.2	49.3	3425	3522	9215	38.0
2013	88.7	53.6	5369	4644	15467	30

资料来源：《第四次国家卫生服务调查分析报告》（2008），《第五次国家卫生服务调查分析报告》（2013）。

居民医保住院病例中获得报销的病人的比例由 2008 年的 79.2% 增加到 2013 年的 88.7%，实际报销比例则由 2008 年的 49.3% 增加到 2013 年的 53.6%。次均自付住院费用占家庭人均年收入的比例由 2008 年的 38.0% 下降到 2013 年的 30%。可见，城镇居民医保患者的保障水平提高了，住院患者的经济负担降低了。

表8—9   居民医保患者对医疗服务的利用   （单位：%）

年份	两周患病率	两周就诊率	两周住院率	未就诊率	未住院率
2008	14.6	12.4	5.1	41.9	25.9
2013	23.6	10.5	7.1	17.8	18.4

资料来源：《第四次国家卫生服务调查分析报告》（2008），《第五次国家卫生服务调查分析报告》（2013）。

城镇居民医保患者的两周就诊率由 2008 年的 12.4% 下降到 2013 年的 10.5%，两周住院率却由 2008 年的 5.1% 增加到 2013 年的 7.1%。城镇居民基本医疗保险患者对门诊服务的利用降低，对住院服务的利用增加。

可见，两种保障类型的患者，医疗保障水平都在不断增加。2013 年次均报销费用显著高于 2008 年的水平，次均自付费用占家庭人均年收入的比例较 2008 年有所下降。在医疗服务利用方面，2013 年门诊服务的利用比 2008 年略有下降，住院服务则显著增长。

第四节　Herder-Dorneich 结构模型中的
调控机制分析

Herder-Dorneich 模型中，城镇基本医疗保险患者虽然可以在就诊的医疗机构选择上拥有自主权，但由于公立医疗机构的垄断地位并没有改变，因此，医疗服务市场并不是一个完善的市场。城镇基本医疗保险的参保人为城镇职工和城镇居民。城镇职工是强制性参保，城镇居民是非强制性参保。保险人都是人社部门，即单一保险人。因此，一个被保险人可以自由选择保险人的市场并不存在。

可见，新医改并没有形成医疗服务市场和保险市场。实际上，Herder-Dorneich 模型中新医改后的最大变化是医疗费用支付方（保险人）对医疗服务供给方的调控行为。

1998 年之前城市实行的劳保医疗和公费医疗时期，对医疗服务机构一直实行按服务项目付费的支付方式。在 1998 年基本医疗保险制度建立的初期，由于医疗保险经办管理水平较低以及缺乏信息系统的支持，最初实行报销制，即患者就医时全额支付就医费用，然后凭票据前往医保经办机构办理报销手续。基本医疗保险扮演的是医疗费用支付方的角色。新医改以来，随着医疗保险制度的发展，医疗保险制度在向全民医保推进，同时也强调医保经办机构对于医疗基金使用的管理能力。医保经办机构开始逐步由医疗费用支付方转型为第三方购买者。医保机构通过不断充实医疗保险购买协议，强调协议管理和平等购买，以及与服务主体之间的协商谈判，推动医保机构对医疗基金使用的实时监控。

在医保机构实际发挥监管作用方面，由于医保经办机构与医疗机构的协议管理约束力低，医保部门往往无实权。社保部门主要靠服务协议的方式推动医保发展。各地服务协议文本中，多是对医疗机构提供的医疗服务、费用结算方式等内容进行规定，缺少具体和细化的指标，难以对定点医疗机构形成硬性约束。虽然社保部门掌握着医疗费用审核、资金拨付等权利，双方签订的服务协议也多是限制性条款，这些规定多流于形式，无实质性制约作用。如在医疗服务协议中，对出入院的相关规定是"不得推诿符合住院条件的参保人员住院，也不得将不符合住院条件的参保人员收治住院"，"不得以指标控制为由，将未达到出院标准病人催赶出院或自费住院"等，但缺乏详细规定出现上述情况时的处理方式。

政府提出"用两年左右的时间，在所有统筹地区范围内开展总额控制工作"，具体方式是分别针对每个统筹地区，每家医疗机构都确立一个总额指标，并且将该指标写入协议，年终进行考核。可见，政府的初衷是想把控制医疗费用任务分解到每个医疗机构，逐步实现由"总额控制"到"总额预付制"的转变。但在执行总控政策时，社保部门要解决三个问题：一是总量分配，即如何在统筹地区的医保基金总量里对各家医院进行公平合理的划分；二是防止医疗机构推诿病人，即医院超出（或即将超出）总额后会拒绝向参保患者提供服务；三是超支后的分担，即确定合理的超支分担方式，既能调动医疗机构节约基金的积极性，又不会造成其负担加剧。从实际运用的支付方式来看，并没有哪一种支付方式能切实有效地控制医疗费用。2011 年人社部发布《关于进一步推进医疗保险付费方式改革的意见》指出："要建立和完善医疗保险经办机构与医疗机构的谈判协商机制与风险分担机制。"医疗付费机制应该由医院主导转变为医保经办机构和医疗机构的协商谈判。新医改后，医院主导付费机制并没有引入市场机制，不能通过价格机制和风险分担机制对医疗机构的行为形成有效的约束。可见，医疗服务购买市场并未真正形成，医保经办机构并未完全履行医疗服务购买者的职能，仍更多地作为医疗服务付费者。

第五节　制度绩效分析

一　中国城市卫生保健的公平性分析

（一）卫生保健筹资公平性分析

分别考察城镇职工医保和城镇居民医保的筹资公平性。

城镇职工医疗保险的筹资标准为"职工缴纳工资的 2%，全部进入个人账户，用人单位缴纳职工工资总额的 6%，其中大约 30% 左右归入个人账户，其余部分纳入统筹账户"，由此根据不同收入等级人均年收入，可以测算不同收入组个人账户基金和统筹账户基金。

表 8—10　2009、2015 年城镇职工不同收入水平医疗保险筹资情况（单位：元）

收入等级	2009 年		2015 年	
	个人账户医疗保险费	统筹账户医疗保险费	个人账户医疗保险费	统筹账户医疗保险费
低收入组	255.56	282.46	464.77	513.70
中低收入组	427.26	472.23	814.96	900.74
中等收入组	585.20	646.80	1105.99	1222.42
中高收入组	798.68	882.76	1465.75	1620.04
高收入组	1422.49	1572.22	2473.12	2733.45

资料来源：由《中国统计年鉴》（2010、2016）测算。

2009 年，个人账户基金，最低收入组约为 255.6 元，最高收入组约为 1422.5 元，最高收入组的个人账户基金是最低收入组的 5.6 倍。2015 年，个人账户基金，最低收入组约为 464.8 元，最高收入组约为 2473.1 元，最高收入组的个人账户基金是最低收入组的 5.3 倍。可见，不同收入组之间个人账户基金存在显著差距，个人年收入越高，其所拥有的账户基金也就越多，能从用人单位得到的医疗补贴也就越多。高收入人群可用于医疗费用的医疗保险资金多于低收入人群。因此，不同收入人群间存在着基金筹集的不公平。

根据不同收入组的收入和消费性支出数据，计算个人实际筹资负担率，为职工年筹资额/（人均年收入 – 人均年消费支出），其中的年筹资额根据职工医保政策规定，按职工年收入的 2% 计算。

表 8—11　　　　2009—2012 年城镇不同收入水平筹资负担率　　　（单位：%）

组别	年份			
	2009	2010	2011	2012
低收入组	15.08	12.72	13.51	10.92
中低收入组	8.98	8.32	8.00	7.48
中等收入组	7.53	7.47	7.09	6.69
中高收入组	6.94	6.58	6.40	5.97
高收入组	5.59	5.55	5.35	5.18

资料来源：由《中国统计年鉴》（2010、2011、2012、2013）测算。

收入越低，个人实际医疗保险筹资负担率越高。不同收入人群在医疗保险筹资方面存在显著的不公平。2009 年，最低收入组的筹资负担率是最高收入组高的 2.7 倍（15.08%/5.59%），2012 年该数值降低到了2.1 倍（10.92%/5.18%）。可见，不同收入组的筹资负担率差距下降了。

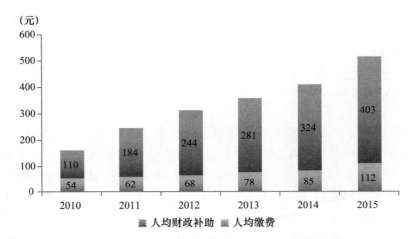

图 8—3　2010—2015 年城镇居民医保人均筹资水平

资料来源：人力资源和社会保障部：《2015 年全国医疗保险运行分析报告》。

表 8—12　　　　2015 年不同人群城镇居民基本医疗保险的筹资情况

人员分类	人均筹资水平（元）	个人缴费（元）	占人均筹资比例（%）	财政补助（元）	占人均筹资比例（%）
成年居民	562	134	23.84	428	76.16
中小学生儿童	454	83	18.28	371	81.72
大学生	400	57	14.25	343	85.75

资料来源：国家卫生计生委卫生发展研究中心：《中国卫生发展绿皮书——医改专题研究》，人民出版社 2015 年版。

政府财政补贴是城镇居民医保主要的筹资来源。2015 年，人均筹资的 78.3% 来自政府财政补贴。2015 年，人均政府补助为 403 元，比2010 年增加 293 元，年均增长率 29.6%。个人缴费 112 元，比 2010 年增加 58 元，年均增长率 15.7%。

　　分人群看，2015年，城镇居民医疗保险人均筹资中，筹资水平最高是成年居民，为562元，其中个人缴费134元，财政补助428元。其次是中小学生儿童，为454元，其中个人缴费83元，财政补助371元。最低的是大学生，为400元，其中个人缴费57元，财政补助343元。可见，城镇居民医疗保险的筹资标准实现了参保能力和筹资标准之间的相对平衡，使得具有较高参保能力的成年居民缴费水平高于中小学生儿童以及大学生。

　　（二）医疗服务利用的公平性分析

　　2013年两种保障类型患者的住院费用及报销情况的比较，如表8—13所示。

表8—13　　2013年城镇职工医保住院患者和城镇居民医保住院患者的费用报销情况

年份	获报销患者比例（%）	报销费用比（%）	次均报销费用（元）	次均自付费用（元）	次均自付费用占家庭人均年收入（%）
职工医保	95.3	68.8	8579	3888	16.7
居民医保	88.7	53.6	5369	4644	30.0

　　资料来源：《第五次国家卫生服务调查分析报告》（2013）。

　　职工医保的次均报销费用8579元高于居民医保的5369元，职工医保的报销费用比68.8%高于居民医保的53.6%。职工医保患者自付费用占家庭人均年收入的比例16.7%低于居民医保患者的30.0%。可见，在医疗保障水平上，职工医保患者显著高于居民医保患者。

表8—14　　2013年两种保障类型患者对医疗服务利用的比较　　（单位：%）

保障类型	两周患病率	两周就诊率	患病未治疗比例	住院率	住院人数占需住院人数的比例
城镇职工医保	38.3	13.4	0.4	11.2	84.2
城镇居民医保	23.6	12.4	0.6	7.1	81.6

　　资料来源：《第五次国家卫生服务调查分析报告》（2013）。

两类保障类型的患者在门诊服务的利用上，差别较小，但在住院服务的利用上，差异显著，城镇职工医保患者（84.2%）显著高于城镇居民医保患者（81.6%）。

二　医疗机构的效率评价

表8—15　　　　　　　　卫生部门综合医院效率评价

年份	病床使用率（%）	出院者平均住院日（天）	每日担负诊疗人次（次）	医生人均每日担负住院床日（人）
2009	93	9.7	6.7	2.3
2010	94.9	9.7	6.8	2.4
2011	96.6	9.6	7.2	2.5
2012	98.2	9.3	7.6	2.7
2013	96.9	9.1	7.7	2.7
2014	95.8	8.9	8.0	2.7
2015	93.1	8.9	7.8	2.6

资料来源：卫生部：《中国卫生统计年鉴》2008—2012年，《中国卫生和计划生育统计年鉴》2013—2015年。

卫生部门综合医院病床使用率自2009年以来总的趋势是逐渐上升，2012年达到98.2%，2015年下降为93.1%。出院者平均住院日不断降低，由2009年的9.7天，下降到2015年的8.9天。医生人均每日担负诊疗人次由2009年的6.7次增加到2015年的7.8次。医生人均每日担负住院床日则由2009年的2.3人增加到2015年的2.6人。可见，新医改后，医院效率不断提高。

三　医疗统筹基金运营情况

表 8—16　　2008—2015 年城镇基本医疗保险基金（职工医保和
居民医保）收入和支出增长情况

年份	基金收入（亿元）	增长率（%）	基金支出（亿元）	增长率（%）	累计结余（亿元）
2008	3040.4	—	2083.6	—	—
2009	3671.9	20.77	2797.4	34.25	4275.9
2010	4308.93	17.35	3538.10	26.48	5047.1
2011	5539.18	28.55	4431.37	25.25	6180
2012	6938.68	25.27	5543.62	25.10	7644.5
2013	8248.26	18.87	6801.03	22.68	9116.5
2014	9687.2	17.45	8133.6	19.59	10644.8
2015	11192.9	15.54	9312.1	14.49	12542.8

资料来源：人力资源和社会保障部：《2014 年中国社会保险年鉴》。

　　基金收入和基金支出的增长速度都呈现出逐年下降的趋势。2009—2015 年中有一半年份（2009、2010、2013）基金支出的增长率高于收入增长率。虽然全国基金实际结余不断增加，但各个统筹区域呈现出差别化，一些地区已经出现收不抵支。2013 年，全国已有 225 个统筹地区的城镇职工医保基金出现收不抵支，占全国城镇职工统筹地区的 32%；而城镇居民医保，全国有 108 个统筹地区出现收不抵支。

　　筹资机制设计影响了医保基金的可持续性。基本医疗保险参保人个人缴费水平过低，单位和政府缴费责任过重，同时，退休职工不缴费原则埋下老龄化问题隐忧。这些均不利于医疗保险基金收支平衡。

表 8—17　　　　城镇职工基本医疗保险个人账户结余在基金累计
结余中的占比

年份	统筹基金累计结余 （亿元）	个人账户 （亿元）	基金累计结余	个人账户占比 （%）
2009	2661	1394	4055	34.38
2010	3007	1734	4741	36.57
2011	3518	2165	5683	38.10
2012	4187	2697	6884	39.18
2013	4807	3323	8130	40.87
2014	5537	3913	9450	41.41
2015	6568	4429	10997	40.27

资料来源：人力资源和社会保障部：《2014 年中国社会保险年鉴》《中国社会保险发展年度报告 2015》。

城镇职工医保基金个人账户在基金累计结余中的占比不断增加，由 2009 年的 34.38% 增长到 2015 年的 40.27%。在统账结合模式下，医保个人账户归个人管理，无法在参保人之间互济使用，无法起到分散风险的作用。个人账户结余过多，挤占了统筹资金，造成基金使用的低效率，不利于基金统筹作用的发挥。

四　总结

在普遍反映"看病难、看病贵"的情况下，中国政府推动了 2009 年的新医改。"公益性"被定性为医疗服务体系的内在要求。在此信念下，政府加大了对医疗机构的财政拨款，同时试图通过引入支付方式改革以及取消药品加成等手段，促进公立医疗机构回归公益性。

但"公益性"并没有成为参与人的共享信念。虽然政府加大了对公立医疗机构的财政拨款，但这部分收入占医疗机构总收入的比例仍然低于 10%。公立医疗机构的收入仍然主要通过医疗服务收费实现。支付方式改革促使医保经办机构向医疗费用支付方第三方购买者转型。但医保机构既缺乏动力，也缺乏能力去有效监管医疗服务供给方的行为。医疗服务购买市场并未真正形成，医保经办机构并未完全履行医疗服务购买者的职能，仍更多地扮演医疗服务付费者的角色。

在"公益性"无法成为参与人共享信念的情况下，各参与人仍然坚持自身利益最大化的原则。在医保经办机构无法对医疗服务供给方的行为进行有效监管的情况下，医疗服务供给方仍然可以利用自己的信息优势诱导消费者过度消费医疗服务。即便是实行药品零差价政策，医疗机构仍然可以将损失的收益通过诱导患者过度检查实现。

公立医院追求自身利益最大化的结果，也促成了公立医院不断做大做强。结果公立医院，尤其是大型综合性医疗机构吸引了最优秀的医生和最先进的设备。导致患者就诊首选大医院，造成大医院人满为患。医疗资源未在层级之间有效配置。

2015 年以后的改革仍是延续着新医改的逻辑，供给侧深化公立医院综合改革，改变医疗机构的补偿机制和薪酬制度。值得一提的是，2018 年通过成立独立的国家医疗保障局，将其与主管医疗服务的国家卫生健康委员会完全分开，试图在医疗服务购买方与医疗服务供给方之间构建契约型的市场关系。这个思路符合 Herder-Dorneich 模型架构下的医疗服务市场的制度安排。未来究竟效果如何，还有待于医保局是否能够通过有效的制度设计，对医疗服务供给方的行为有效监管和约束。

参考文献

一 中文文献

卞鹰、孟庆跃、马彦强、葛人炜：《医疗服务项目平均成本与收费标准的比较研究》，《中国卫生事业管理》1998 年第 7 期。

陈志兴、任益炯、陆梅华等：《国有医院薪酬分配制度的历史变革与发展趋势研究》，《卫生软科学》2003 第 5 期。

程晓明、罗五金：《卫生经济学》，人民卫生出版社 2003 年版。

戴璋：《谈解决医院亏损的途径》，《中国卫生经济》1986 年第 4 期。

董辅礽：《改善公费医疗制度的管见》，《中国卫生经济》1983 年第 3 期。

费朝晖：《抓住契机　深化改革——兼评"两江"医疗保险制度改革试点》，《中国卫生经济》1996 年第 1 期。

贺志忠：《医疗费用变动的分析研究》，《中国卫生经济》1990 年第 8 期。

[美] 凡勃仑：《有闲阶级论：关于制度的经济研究》，蔡受百译，商务印书馆 1964 年版。

方娴、买买提·牙森、姚萱：《乌鲁木齐市某所三级甲等医院 1092 例高血压病医保患者住院费用的分析》，《新疆医科大学学报》2008 年第 5 期。

冯允超：《工资改革后工资发放方法的探讨》，《中国卫生经济》1995 年第 5 期。

冯华 、任少飞：《有效政府与有效市场：改革历程中的政企关系回顾与前瞻》，《山东社会科学》2007 第 7 期。

胡善联、龚向光：《"总量控制、结构调整"政策的循环分析》，《中国卫生经济》2002 年第 8 期。

黄丞、张录法：《"医药合谋"内在机理的数理分析》，《武汉理工大学
　　学报》2005 年第 5 期。

顾昕、高梦滔、姚洋：《诊断与处方——直面中国医疗体制改革》，社
　　会科学文献出版社 2006 年版。

国务院发展研究中心课题组：《对中国医疗卫生体制改革的评价与建
　　议》，《中国发展评论》2005 年第 1 期。

华颖、张勇、傅鸿鹏等：《意向论证医疗费用"总量控制、结构调整"
　　政策下的医院常见行为》，《中国医院管理》2002 年第 9 期。

黄丞、张录法：《"医药合谋"内在机理的数理分析》，《武汉理工大学
　　学报》2005 年第 5 期。

蒋天文、樊志宏：《中国医疗系统的行为扭曲机理与过程分析》，《经济
　　研究》2002 年第 11 期。

蒋心梅：《对改革医疗服务价格管理体制的看法》，《卫生经济研究》
　　2001 年第 6 期。

金哲锋、李冀南、王明叶：《杭州市基本医疗保险门诊违规情况分析与
　　对策》，《中国卫生经济》2003 年第 3 期。

梁启聘：《谈医院的自主权问题》，《中国卫生经济》1984 年第 9 期。

林毅夫、李志赟：《政策性负担、道德风险与预算软约束》，《经济研
　　究》2004 年第 2 期。

刘兴柱、陈岩：《CT 利用中效率与公平原则辨析》，《中国卫生经济》
　　1989 年第 3 期。

刘小鲁：《中国的医疗市场——结构、规制与绩效》，经济日报出版社
　　2016 年版。

李卫平：《公立医院的体制改革和治理》，《江苏社会科学》2006 年第
　　5 期。

李镭：《关于医疗服务价格管理问题》，2000 年中国医院院长高级论坛。

李卫平、阮云洲、刘能：《F 医院治理结构分析》，《卫生经济研究》
　　2005 年第 6 期。

李卫平：《公费、劳保医疗制度发展及改革方向》，《中国卫生经济》
　　1991 年第 8 期。

［比］热若尔·罗兰：《转型与经济学》，张帆译，北京大学出版社 2002年版。

孟庆跃：《1996 年医院医疗服务代表项目成本测算结果》，《中国卫生事业管理》1998 年第 7 期。

孟庆跃：《医疗保险支付方式改革对费用控制的影响分析》，《卫生经济研究》2002 年第 9 期。

孟庆跃等：《医疗服务价格扭曲的测量及其分析》，《中国卫生资源》2003 年 9 月第 6 卷。

孟庆跃等：《药品价格政策对药品费用控制的影响研究》，《中国卫生经济》2004 年第 4 期。

［美］诺斯：《制度变迁理论纲要》，北京大学中国经济研究中心成立大会上的演讲，1995 年。

［日］青木昌彦：《比较制度分析》，周黎安译，上海远东出版社 2001年版。

潘爱斌、秦其荣、江启成：《我国医疗成本核算研究进展与思考》，《卫生经济研究》2006 年第 6 期。

庞雅莉、刘玉宽：《关于医院基本工资收入与工资外收入问题的思考》，《中国卫生经济》1992 年第 5 期。

钱有渔：《浙江省 15 所医院经济状况调查》，《中国卫生经济》1990 年第 8 期。

饶克勤：《中国城市居民医疗服务利用影响因素的研究——四步模型法的基本理论及其应用》，《中国卫生统计》2000 年第 2 期。

荣英敏：《三种公费医疗管理方案比较》，《中国卫生经济》1987 年第3 期。

世界银行：《中国：卫生模式转变中的长远问题与对策》，中国财政经济出版社 1994 年版。

世界银行：《中国：深化事业单位改革，改善公共服务提供》，《经济研究》2005 年第 8 期。

宋晓华、叶玉琴、陈富强：《基本医疗保险病人住院费用及个人负担分析》，《中国医院》2004 年第 9 期。

谭棉章：《卫生经费一定五年不变的办法不科学》，《中国卫生经济》

1986 年第 12 期。

田宁：《浅谈国有医院奖金分配制度改革》，《卫生经济研究》2004 年第 4 期。

徐慧：《医院药品招标存在惊人黑幕》，《北京现代商报》2004 年 4 月 8 日。

汪少华等：《改进两种收费促进医疗事业发展》，《中国卫生经济》1985 年第 9 期。

卫生部、财政部、国家物价局联合调查组：《医疗成本调查及改革医疗收费的意见》，《中国卫生经济》1986 年第 6 期。

卫生部计划财务司综合评价处：《部分省级综合医院病种平均住院日和费用排序及分析》，《中国卫生经济》1992 年第 10 期。

王诺：《中国城镇医疗体制改革前后的医疗融资比较》，《中国卫生经济》2009 年第 1 期。

王绍光：《政策导向、汲取能力与卫生公平》，《中国社会科学》2005 年第 6 期。

王绍光：《中国公共卫生的危机与转机》，《比较》2003 年第 7 期。

肖永红、闫子海：《城镇住院医保患者个人支付费用影响因素的通径分析》，《现代预防科学》2007 年第 7 期。

严兰绅主编：《当代中国改革大辞典》，中国社会科学出版社 1992 年版。

杨圣明：《中国经济改革的历程》，《百年潮》2004 年第 3 期。

耀文：《谁撑起了虚高的药价》，《首都医药》2006 年第 6 期。

殷志红：《从财政体制改革角度论中央与地方的关系》http：//www. crifs. org. cn/0416show. asp？art_ id＝890，2008 年 2 月 4 日访问。

殷明：《药费贵的源头分析和改革政策》，《中国卫生经济》1999 年第 10 期。

尹世全：《以合约理论分析医生与医院的关系》，《中国医院管理》2005 年第 12 期。

于杏林：《公费劳保医疗制度改革利弊析》，《中国卫生经济》1988 年第 4 期。

于晶波、孙强、王永平：《对两省医生收入满意度和期望收入的分析》，《中国卫生经济》2004 年第 5 期。

曾弦：《我国医疗保险制度改革分析》，http：//unpan1. un. org/intradoc/
　　groups/public/documents/APCITY/UNPAN006763. pdf，2008 年 6 月 24
　　日访问。

张寿生：《理顺医疗服务价格的几点思考》，《中国卫生经济》1996 年第
　　11 期。

张默、卞鹰：《我国医院药品价格加成政策的历史回顾及其影响》，《中
　　国卫生事业管理》2007 年第 7 期。

张元红：《农村公共卫生服务的供给与筹资》，《国际医药卫生导报》
　　2005 年第 13 期。

张映光、戴维：《药价之谜》，《财经》2005 年第 26 期。

赵亮等：《预算软约束对国有医院体制改革的影响》，《中国医院管理》
　　2006 年第 6 期。

赵亮、王立华：《竞争优势、比较优势和国有医院的战略选择》，《中华
　　医院管理》2003 年第 12 期。

赵郁馨：《我国医疗药品费用分析》，《中国卫生经济》1999 年第 6 期。

赵郁馨：《卫生总费用运行特点与增长因素》，《中国卫生经济》2002 年
　　第 3 期。

赵云：《预付费方式下医疗机构降低成本的策略研究》，《医学与哲学》
　　2017 年 12 月第 38 卷第 12a 期。

周良荣、屈全福、李钢强：《聚焦卫生改革》，中国社会科学出版社
　　2003 年版。

郑至君、王励、刘楠、于川蓉：《医疗收费制度变迁的回顾与展望》，
　　《中国卫生经济》1987 年第 2 期。

周海沙、李亚青、李卫平：《我国公立医院政策演化评述》，《中国医院
　　管理》2005 年第 8 期。

朱恒鹏：《医疗体制弊端与药品定价扭曲》，《中国社会科学》2007 年第
　　4 期。

朱恒鹏：《医院推诿病人现象将加剧，如何破解》，财新网，http：//chi-
　　na. caixin. com/2014 - 06 - 01/100684983. html，2018 年 2 月 7 日访问。

左焕琛：《实施"总量控制　结构调整"推动上海医疗卫生事业健康发
　　展》，《中国卫生经济》1997 年第 1 期。

二　外文文献

John S. Akinand William H. Dow, "Did the Distribution of Health Insurance in China Continue to Grow Less Equitable in the Nineties? Results from a Longitudinal Survey", *Social Science & Medicine*, Vol. 58, 2004.

Kenneth J. Arrow, "Uncertainty and the Welfare Economics of Medical Care", *the American Economic Review*, No. 5, 1963.

Sherman Folland, Allen C. Goodman and Miron Stano, *The Economic of Health and Health Care*, Prentice-Hall, 2001.

Avner Greif, "Micro Theory and Recent Developments in the Study of Economic Institution Through Economic History", in *Advances in Economic Theory*, Edited by David M. Kreps and Kenneth F. Wallis, Cambridge University Press, 1995.

Avner Greif, Paul Milgrom and Barry Weingast, "Coordination, Commitment, and Enforcement: The Case of the Merchant Guide", *The Journal of Political Economy*, Vol. 102, 1994.

Colleen M. Grogan, "Urban Economic Reform and Access to Health Care Coverage in the Peoples Republic of China", *Social Science & Medicine*, Vol. 41, 1995.

Xingyuan Gu and Shenglan Tang, "Reform of the Chinese Health Care Financing System", *Health Policy*, No. 32, 1995.

Edward Gu, "Market Transition and the Transformation of the Health Care System in Urban China", *Policy Studies*, Vol. 22, 2001.

J. Grytten, F. Carlsen and R. Sorensen, "Supplier Inducement in a Public Health Care System", *Journal of Health Economics*, Vol. 14, 1995.

Philipp Herder-Dorneich, "*Ökonomische Theorie des Gesundheitswesens*", Baden-Baden : Nomos-Verl. – Ges. , 1994.

James W. Henderson, *Health economics and policy*, South-Western College Publishing, 1999.

William C. L. Hsiao, "The Chinese Health Care System: Lessons for Other Nations", *Social Science & Medicine*, Vol. 41, No. 8, 1995.

Teh-Wei Hu, Michael Ong, Zi-Hua Lin and Elizabeth Li, "The Efects of E-conomic Reform on Health Insurance and the Financial Burden for Urban Workers in China", *Health Economics*, No. 8, 1999.

Leonid Hurwicz, "Economic Design, Adjustment Process, Mechanism, and Institutions", *Economic Design*, No. 1, 1994.

Zingzhu Liu and Junle Wang, "An Introduction to China's Health Care System", *Health Policy*, No. 12, 1991.

Gardon Liu (2004), "Urban Health Insurance and Financing in China", http://siteresources. worldbank. org/INTEAPREGTOPHEANUT/Resources/502734 – 1129734318233/urbanhealthinsurance, 10 – 08 – 04. pdf, 2009 年 4 月 16 日访问。

Qingyue Meng, (2005), Review of Provider Organization Reforms in China, http://siteresources. worldbank. org/INTEAPREGTOPHEANUT/Resources/502734 – 1129734318233/Reviewofproviderorganization – 0730 – Acceptanceofchanges. pdf, 2008 年 6 月 24 日访问。

Qingyue Meng, "Review of Health Care Provider Payment Reforms in china ", http://siteresources. worldbank. org/INTEAPREGTOPHEANUT/Resources/502734 – 1129734318233/Reviewofproviderpaymentreforms-final. pdf, 2009 年 4 月 16 日访问。

Mu Y. X., "Hospital Reimbursement System Versus the Implementation of Social Health Insurance Schemes", *Chinese Health Economics*, Vol. 7, 1996.

Richard R. Nelson, "The Co-evolution of Technology, Industrial Structure, and Supporting Institutions", *Industrial and Corporate Change*, No. 3, 1994.

Douglass C. North, *Understanding the Process of Economic Change*, Princeton University Press, 2005.

Douglass C. North, *Institutions, Institutional Change and Economic Performance*, Cambridge University Press, 1990.

Thomas Rice, *The Economics of Health Reconsidered*, Chicago: *Health* Administration Press, 1998.

Jeffrey Sachs, Wing Thye Woo and Xiaokai Yang, "Economic Reforms and Constitutional Transtion", CID Working Paper No. 42, 2000.

Andrew Schotter, *The Economic Theory of Social Institutions*, New York: Cambridge University Press, 1981.

Ling Xu, "Urban Health Insurance Reform and Coverage in China Using Data from National Health Services Surveys in 1998 and 2003", *BMC Health Services Research*, 2007.

Martin King Whyte and William L. Parish, *Urban Life in Contemporary China*, Chicago: University of Chicago Press, 1984.

World Bank, "China-Long Term Issues and Options in the Health Transition", Washington, D. C.: World Bank, 1990.

Oliver Williamson, "The New Institutional Economics: Taking Stock, Looking Ahead", *Journal of Economic Literature*, No. 38, 2000.

H. Peyton Young, *Individual Strategy and Social Structure—an Evolutionary Theory of Institutions*, Princeton Universitz Press, 1998.

Dezhi Yu, "Changes in Health Care Financing and Health Status: the Case of China in the 1980s", *Economic Policy Series*, No. 34, 1992.

W Yuand M Ren, "The Important Issue of Enterprise Reform: Health Care Insurance System", in G. J. Wen, D. Xu: *The Reformability of China's State Sector*, Singapore and London: World Scientific Press, 1997.

后　记

　　我于 2005 年 7 月赴德国求学，同年 10 月成为 Witten/Herdecke 大学博士候选生，2006 年 5 月正式成为该校经济学专业的博士生。我的老师 Herrmann-Pillath（何梦笔）教授是位中国通，自 20 世纪 80 年代后期以来，几乎每年都要到中国来考察和交流，深谙中国的社会、经济发展状况。学业上得到他的指导，是我学术生涯的一大幸事。

　　2005 年有次阅读德文报纸，标题是 "Krankheit in China, Tod zu bleiben"（在中国生病——等死）。当时的中国，城镇职工医疗体制刚刚建立起来，而在农村，新农合刚起步，很多农民没有医疗保险，无法支付昂贵的医疗费用，因此放弃就诊。德国人很难理解这一点，因为在德国实行的是强制性医疗保险制度，每个人都有医保保障。读了这篇文章后，我开始思考，为什么曾经被世界银行树为典范的我国医疗体系如今却被诟病？我希望可以厘清中国医疗体系的制度演变轨迹，对此做出解释，并给出改革的建议。

　　无论是经济发展还是民生保障，中国的城市和农村均表现出巨大的差异。在医疗服务递送体系中也是如此：城市有三级医疗服务体系，农村名义上有乡镇卫生院和村卫生室，实际上，大多数的村卫生室形同虚设，即便是乡镇卫生院，很多也门可罗雀。鉴于城市和农村在医疗服务递送上的不同，我将研究对象确定为城市医疗服务递送体系，因为这个体系更复杂。

　　在理论工具选择上，我开始想到的是赫尔德·多纳希关于医疗服务体系的分析框架。赫尔德·多纳希是德国著名的卫生经济学家，他在多部研究德国医疗体制的著作中，提出了一个很好的用以描述医疗服务体系运作的分析框架。虽然德国和中国医疗体系并不相同，但核心是一致的，即医生为病人提供医疗服务。当我把想法跟教授探讨时，他指出一个问题，Herder-Dorneich 模型可以分析静止的医疗服务递送体系，而我研究的是医疗服务体系的制度变迁，因此，还缺少一个用来剖析制度变迁的理论工具。Herrmann-Pillath 教授推荐我阅读青木昌彦的《比较制度分析》，青木昌彦用比较制度理论为制度变迁提供了一个很好的解释框架。Herder-Dorneich 模型用来描述医疗服务递送体系的运行，而青木昌彦的比较制度理论用来研究医疗服务递送体系的变迁。两者的结合，就可以展示城市医疗服务递送体系变迁的内在机理。

此书在我的博士论文（原文用英文书写）基础上完成，补充了 2009年新医改后的数据。

特别要感谢的是 Herrmann-Pillath 教授的夫人 Caspary 女士。我租住了一套他们家半地下室的房子。初来乍到，生活安排上我显得很生疏。Caspary 女士热情、细致地给予我生活上的帮助，让我身在异乡倍感温暖。

朱秋霞教授曾经在复旦大学执教，于 20 世纪 80 年代后期到波恩大学攻读博士学位。作为过来人，朱老师非常清楚在德国攻读博士学位的艰辛。她也很清楚中国学生学习上的特长和不足。在我博士论文写作遇到困难的时候，朱老师犹如世外高人，轻轻点拨，便让我渡过难关。

钟鸣先生是改革开放后第一批公派赴德留学生，近 40 年的德国生活使得他 60% 程度是个德国人。我非常荣幸和他保持难得的好友关系，通过他更深刻地了解德国社会、理解德国人。

转眼间，离开德国已经 9 年了，在德国生活学习的点点滴滴却经常浮现出来。这是我不短的一段人生经历，也是一笔不小的财富。

本书的完成和出版得到了多位领导和专家学者的关心支持和帮助，南京市社科院院长叶南客研究员、南京市社科院发展研究所所长周蜀秦研究员对本书的出版给予了大力支持，在此深表感谢。最后感谢家人长期以来对我的关心理解与支持。

因受资料的限制以及对研究理论与研究框架的个人偏好，不妥之处，恳请专家和读者不吝赐教！

苏健
2019 年 12 月于南京